Ricette della dieta mediterranea

100 ricette veloci e salutari

INDICE

Introduzione

La dieta mediterranea non esclude esplicitamente nessun gruppo di alimenti; semplicemente promuove scelte alimentari migliori, come la sostituzione di grassi cattivi con grassi buoni, carne rossa con frutti di mare, e così via. Promuove alimenti che sono il più vicino possibile al loro stato naturale. Questo tipo di dieta è una delle diete più facili da seguire, nonché una delle migliori a contrastare una vasta gamma di malattie croniche. È stato dimostrato che abbassa il rischio di diabete, malattie cardiovascolari e cancro. La dieta mediterranea può aiutare a perdere chili indesiderati e a rallentare il processo di invecchiamento da cinque a dieci anni. Ma ciò che rende le abitudini alimentari degli italiani e dei greci un piano nutrizionale così brillante, è che non si occupa solo di cibo, ma di un intero stile di vita! Nel corso dei decenni, la dieta mediterranea ha visto una lenta ascesa nel mondo occidentale. Molti paesi occidentali hanno impiegato del tempo nel recepirla,ma una volta avvenuto, si son resi conto di aver scoperto la chiave dell'Elisir di lunga vita. La dieta mediterranea non solo ha dato la possibilità alle persone di affidarsi ad una dieta sana e genuina, ma le ha aiutate a perdere peso, a potenziare il loro sistema immunitario, a migliorare la loro vitalità e persino contribuire ad una pelle sana. In altre parole, la dieta mediterranea ha aiutato le persone a sentirsi bene e ad ottenere un bell'aspetto. La combinazione di benefici ha cambiato la percezione delle persone, su ciò che dovrebbero assumere e mettendo in discussione le loro abitudini alimentari.

Per esempio, molte persone spesso saltano la colazione perché pensano che fare un pasto al mattinoaggiunga più peso al corpo. Tuttavia, la dieta mediterranea non salta la colazione. Al contrario, considera questo il pasto più importante della giornata. I paesi che hanno adottato questo tipo di dieta ne hanno visto i benefici, molto prima che venisse condotta qualsiasi ricerca scientifica. Non sisono avvalsi di alcuna ricerca scientifica che li guidasse verso un particolare schema alimentare o unparticolare tipo di cibo. Essenzialmente, la dieta è stata raffinata nel corso dei millenni, man mano che venivano introdotti nuovi metodi di cottura. Ma, indipendentemente dalla sua evoluzione, è rimasto sempre centrale l'obiettivo di ottenere una forma sana.

Tutto si riduce a ciò che mangiamo, quando lo consumiamo e in quali quantità. La dieta mediterranea è la dieta tradizionale dei popoli dell'area mediterranea. È stato dimostrato che è più salutare delle tipiche diete americane e britanniche. Questa dieta contiene molta frutta fresca, verdurae pesce. Permette anche di consumare cereali integrali, al posto di riso bianco raffinato, come accadein altri regimi alimentari. La dieta mediterranea è considerata un modello alimentare a basso
contenuto glicemico, ciò significa che, i livelli di zucchero nel sangue, non aumenteranno. Contienemolte vitamine e minerali che agevolano il mantenimento di un cuore sano e un forte sistema immunitario.

Questo libro è stato scritto appositamente per le persone che vogliono entrare in questo sistema di alimentazione sana. Vi insegnerà come la dieta mediterranea può cambiare la vostra vita per sempre!
Per secoli, le persone hanno ridotto i cibi nocivi e aggiunto più cibi sani alla loro dieta. Eppure, per qualche motivo, questa buona abitudine sembra essersi fermata prima ancora di iniziare. Ora non più.In "Guida alla cucina mediterranea", imparerete i segreti per perdere il grasso della pancia: e migliorare la forma del vostro corpo. Questo libro vi mostrerà come potrete:

Restare in salute facendo nuove scelte alimentari. Ottenere più energia.

Perdere il grasso della pancia: senza mettersi a dieta; beneficiare dei metodi di preparazione dei pasti fatti in casa. Trovare alternative salutari ai dolci tradizionali e ad assumere le giuste sostanze nutritive. Il Mediterraneo potrebbe essere considerato come una pianta bella e decorativa. Nella regione mediterranea, ci sono così tante palme che danno alla zona un'atmosfera da resort. Tuttavia, le piantehanno guadagnato popolarità negli ultimi anni perché presentano diversi benefici per la salute.

Questa dieta enfatizza gli alimenti che sono freschi, interi, non trasformati e minimamente alterati. I benefici del mangiare alla maniera mediterranea includono un minor rischio di malattie cardiache, cancro, ictus, depressione, obesità e diabete.

Benefici della dieta mediterranea

La dieta mediterranea ha guadagnato popolarità nei campi medici grazie ai suoi benefici documentati per non intercorrere in disfunzioni a livello cardiaco. Ma, molte ricerche hanno dimostrato che la dieta mediterranea può vantare una gamma molto più vasta di benefici per la nostra salute che non riguardano solo il sistema cardiaco. Questo sarà solo uno dei tanti progressi che potrete sperimentare,una volta che inizierete a seguire la dieta mediterranea, per il vostro benessere

Per un cuore sano e per ridurre il rischio di ictus

La condizione del sistema cardiaco è fortemente influenzata dalla dieta. Mantenere livelli sani di colesterolo buono, pressione sanguigna, zucchero nel sangue, e mantenere un peso normale si traduce in un cuore sano. La vostra dieta influisce direttamente su ciascuno di questi componenti. Acoloro che sono maggiormente a rischio viene spesso consigliato di iniziare a seguire un' alimentazione a basso contenuto di grassi. In una regime alimentare a basso contenuto di grassi, la dieta elimina tutti i grassi, compresi quelli provenienti da oli, noci e carni rosse. Gli studi hanno dimostrato che la dieta mediterranea, che include grassi sani, è più efficace nell'abbassare i rischi cardiovascolari di una dieta standard a basso contenuto di grassi, (sono carni rosse lavorate, 2019). Questo perché i grassi non saturi consumati nella dieta mediterranea non solo abbassano i livelli di colesterolo cattivo, ma aumentano anche i livelli di colesterolo buono.

La dieta mediterranea sottolinea anche l'importanza dell'attività quotidiana e della riduzione dello stress trascorrendo del tempo piacevole con gli amici e la famiglia. Ognuno di questi elementi, insieme ad un maggior consumo di alimenti a base vegetale, migliora significativamente le funzioni cardiache e riduce il rischio di molte condizioni legate al cuore. Aumentando l'assunzione di frutta e verdura fresca e aggiungendo attività quotidiane regolari, si migliora non solo l'attività cardiaca ma siottiene un benessere generale.

Riduce la debolezza muscolare e ossea legata all'età

Fare una dieta ben bilanciata che fornisca una vasta gamma di vitamine e minerali è essenziale per ridurre la debolezza muscolare e la degenerazione delle ossa. Questo è particolarmente importante quando si invecchia. Gli infortuni legati agli incidenti, come inciampare, cadere o scivolare mentre sicammina, possono causare gravi lesioni. Con l'età, tutto ciò diventa ancora più preoccupante perchéalcune semplici cadute possono rivelarsi fatali. Molti incidenti si verificano a causa dell'indebolimento della massa muscolare e della perdita di densità ossea. Le donne, specialmente quelle che stanno entrando nella fase della menopausa, sono più a rischio nel procurarsi lesioni gravidovute a cadute accidentali, poiché in questa fase i livelli di estrogeni diminuiscono significativamente. Questa diminuzione degli estrogeni si traduce in una perdita di massa ossea e muscolare. La diminuzione degli estrogeni può anche causare l'assottigliamento delle ossa, che nel tempo si trasforma in osteoporosi.

Mantenere una massa ossea e un'agilità muscolare sana quando si invecchia può diventare una sfida. Quando non si assumono i nutrienti adeguati per garantire che ossa e muscoli si mantengano in buone condizioni, si aumenta il rischio di sviluppare l'osteoporosi. La dieta mediterranea offre un modo semplice per soddisfare i bisogni alimentari necessari per ottimizzare il funzionamento di ossa e muscoli.

Antiossidanti, vitamine C e K, carotenoidi, magnesio, potassio e fitoestrogeni sono minerali e nutrienti essenziali per una salute muscoloscheletrica ottimale. Gli alimenti a base vegetale, i grassi insaturi e i cereali integrali aiutano a fornire il necessario equilibrio di nutrienti che mantengono saneossa e muscoli. Seguire una dieta mediterranea può migliorare e ridurre la perdita di massa ossea con l'età.

La dieta occidentale è composta da molti alimenti che aumentano il rischio di Alzheimer, come la carne lavorata, i cereali raffinati come il pane bianco e la pasta e lo zucchero aggiunto. Gli alimentiche contengono dactyl, una sostanza chimica comunemente usata nel processo di raffinazione, aumentano l'accumulo di placche beta-amiloidi nel cervello. Popcorn al microonde, margarina e burro sono alcuni degli alimenti più consumati che contengono questa sostanza chimica dannosa. Non c'è da meravigliarsi che l'Alzheimer stia diventando una delle principali cause di morte tra gli americani.

La dieta mediterranea, d'altra parte, include una vasta gamma di alimenti che hanno dimostrato di aumentare la memoria e rallentare il declino cognitivo. Verdure a foglia scura, bacche fresche, olio

extravergine d'oliva e pesce fresco contengono vitamine e minerali che possono migliorare l'attività
cerebrale. La dieta mediterranea può aiutarvi a realizzare i necessari cambiamenti nell'alimentazione enello stile di vita che possono ridurre notevolmente il rischio di Alzheimer.

La dieta mediterranea incoraggia il miglioramento sia dell'alimentazione che dell'attività fisica. Questidue componenti sono i fattori più importanti per aiutarvi a gestire i disturbi del diabete e a ridurre il rischio di sviluppare questa condizione.

Benefici addizionali

Togliendo i benefici significativi per il cuore e il cervello, la dieta mediterranea può migliorare significativamente molti altri fattori chiave della vostra vita. Poiché si concentra sul mangiar sano, sull'esercizio fisico e sul relazionarsi con gli altri, Potrete notare miglioramenti nella vostra salute mentale e fisica, e avrete spesso la sensazione di vivere una vita più appagante.

Longevità

La dieta mediterranea aiuta a ridurre il rischio di molti problemi di salute. I benefici per l'attività cardiaca, per quella del cervello e per lo stato d'animo si traducono in una vita più lunga e più piacevole. Quando si elimina il rischio di sviluppare alcune condizioni come le malattie cardiovascolari, il diabete e la demenza, aumenta la durata di vita. Ma l'eliminazione di questi rischiper la salute non è l'unica causa di un aumento della longevità a cui aspira la dieta mediterranea. Anche l'aumento dell'attività fisica e la profonda interazione sociale giocano un ruolo significativo.

Energia

Il seguire una dieta mediterranea si basa sul rifornire il proprio organismo di carburante. Altre dietesi concentrano solo sul riempimento del corpo, e questo avviene spesso attraverso calorie inutili.

Quando il vostro organismo riceve le sostanze nutritive di cui ha bisogno, può funzionare correttamente e questo porta ad avere una maggiore energia durante tutta la giornata. Non avrete bisogno di fare affidamento su bevande zuccherate, caffeina in eccesso o barrette energetiche pienedi zucchero per mettervi in moto e mantenervi in movimento. Vi sentirete meno appesantiti dopo aver mangiato e questo vi aiuterà ad ottenere livelli di produzione più elevati.

Pelle più Sana

Una pelle sana inizia dall'interno. L'apporto all'organismo di cibi sani, passa anche attraverso la pelle.Gli antiossidanti dell'olio extravergine d'oliva da soli sono sufficienti a garantire una pelle giovane e sana. La dieta mediterranea include molta frutta e verdura fresca che contengono molti antiossidanti.Questi antiossidanti aiutano a riparare le cellule danneggiate del corpo e a promuovere la crescita di cellule sane. Mangiare una varietà di grassi sani mantiene anche la pelle elastica e la protegge dall'invecchiamento precoce.

Dormire meglio

Lo zucchero e la caffeina possono causare notevoli disturbi al sonno. Inoltre, altri alimenti, come i cibi lavorati, possono rendere più difficile il raggiungimento della giusta quantità di sonno. Quando mangiate i cibi giusti, potete notare un cambiamento nei vostri ritmi di sonno.veglia. Il vostro corpovorrà riposare per recuperare e assorbire correttamente le vitamine e i minerali consumati durante il giorno. Il vostro cervello sarà in grado di passare nella modalità sonno senza difficoltà perché ha incamerato le vitamine di cui ha bisogno per poter funzionare correttamente. Quando si ottiene la giusta quantità di sonno si avrà, a sua volta, più energia il giorno dopo, tanto da poter migliorare significativamente anche il vostro umore. La dieta mediterranea aumenta il consumo di cibi densi di sostanze nutritive ed evita l'eccesso di zucchero e di cibi elaborati, noti per causare problemi di insonnia.

Inoltre, la dieta mediterranea permette di mantenere un peso corretto, riducendo il rischio di sviluppare disturbi del sonno come l'apnea notturna. L'apnea nel sonno è comune negli individui in sovrappeso ed obesi. Fa sì che le vie respiratorie si blocchino, rendendo difficile la respirazione. Cioavviene quando non si assume abbastanza ossigeno durante il sonno e ciò può causare risvegli improvvisi e frequenti durante la notte.

Protegge dal cancro

Molti alimenti a base vegetale, specialmente quelli di colore giallo e arancione, contengono agenti checombattono il cancro. L'aumento degli antiossidanti consumati mangiando frutta e verdura fresca e cereali integrali può aiutare a proteggere le cellule del corpo dallo sviluppo di cellule cancerogene.

Anche bere un bicchiere di vino rosso fornisce composti che proteggono dal cancro.

Mantenersi in forma

Con la dieta mediterranea, si consumano soprattutto cibi integrali e freschi. Mangiare più cibi ricchi di vitamine, minerali e nutrienti è essenziale per mantenere un peso corretto. La dieta è facile da rispettare e non ci sono restrizioni caloriche da seguire rigorosamente. Questo la rende un regime altamente sostenibile per coloro che vogliono perdere peso o mantenersi in forma. Tenete a mente che questa non è un'opzione per perdere peso velocemente. Questo è uno stile di vita da adottare, che vi permetterà di mantenere uno stato di benessere ottimale per anni, non solo per qualche mese.

Capitolo 1. Colazione

Salmone affumicato strapazzato

Tempo di preparazione: 5 minuti
Tempo di cottura: 10 minuti
Porzioni: 4
Ingredienti:

- 4 uova
- 6 albumi d'uovo
- 1/8 di cucchiaino di pepe nero appena macinato
- 2 cucchiai di olio extravergine d'oliva
- 1/2 cipolla rossa, tagliata finemente
- 100 grammi di salmone affumicato, a scaglie
- 2 cucchiai di capperi, scolati

Indicazioni:

1. Montare le uova, gli albumi e il pepe. Mettere da parte.

2. Scaldare l'olio d'oliva fino a che non luccichi.

3. Aggiungere la cipolla rossa e cuocere per circa 3 minuti, mescolando di tanto in tanto fino aquando diventa morbida.
4. Aggiungere il salmone e i capperi e cuocere per 1 minuto.

5. Aggiungere il composto di uova alla padella e cuocere da 3 a 5 minuti, girando spesso, o finoa quando le uova non sono pronte.

Valori nutrizionali:

Calorie: 189; Proteine: 16 g; Carboidrati totali: 2 g; Fibre: 1; Grassi totali: 13 g; Sodio:806mg

Uova in camicia con purea di avocado

Tempo di preparazione: 10 minuti
Tempo di cottura: 5 minuti
Porzioni: 4
Ingredienti:

- 2 avocado, sbucciati e snocciolati
- 5 grammi di foglie di basilico fresco tagliate a pezzetti
- 3 cucchiai di aceto di vino rosso, divisi
- Succo di 1 limone
- Scorza di 1 limone
- 1 spicchio d'aglio, tritato
- 1 cucchiaino di sale marino, diviso
- 1/8 di cucchiaino di pepe nero appena macinato
- Pizzico di pepe di caienna, più altro se necessario
- 4 uova

Indicazioni:

1. Mettere in un frullatore gli avocado, il basilico, 2 cucchiai di aceto, il succo e la scorza dilimone, l'aglio, mezzo cucchiaino di sale marino, il pepe e la cayenna. Frullare per circa 1 minuto fino ad ottenere un composto omogeneo.
2. Riempire una casseruola antiaderente da 30 cm con circa tre quarti d'acqua e metterla a fuoco medio. Aggiungere il rimanente cucchiaio di aceto e il rimanente mezzo cucchiaino disale marino. Portare l'acqua a ebollizione.
3. Rompere con cura le uova negli stampini per dolci. Tenendoli appena sopra l'acqua, fate scivolare attentamente le uova nell'acqua bollente, una alla volta. Lasciar riposare le uova per5 minuti senza agitare la casseruola o rimuovere il coperchio.
4. Usando un cucchiaio forato, sollevare con attenzione le uova dall'acqua, lasciandole scolarecompletamente. Mettere ogni uovo su un piatto e versateci sopra la purea di avocado.

Valori nutrizionali:

- Calorie: 213
- Proteine: 2 g
- Carboidrati totali: 11 g
- Fibre: 7 g
- Grassi totali: 20 g
- Sodio: 475 mg

Patate con scaglie di cocco

Tempo di preparazione: 15 minuti

Tempo di cottura: 1 ora
Porzioni: 2
Ingredienti:

- 450 grammi di patate dolci
- 1 cucchiaio di sciroppo d'acero
- 72 grammi di yogurt greco al cocco senza grassi
- 12 grammi di scaglie di cocco tostato non zuccherato
- 1 mela tagliata a pezzetti

Indicazioni:

1. Preriscaldare il forno a 200 °C.

2. Mettere le patate su una teglia da forno. Infornarle per 45-60 minuti o fino a quando diventanomorbide.
3. Usare un coltello affilato per segnare una "X" sulle patate con una forchetta.

4. Ricoprire con scaglie di cocco, mela tritata, yogurt greco e sciroppo d'acero.

5. Servire immediatamente.

Valori nutrizionali:

- Calorie: 321; Grassi: 3 g
- Carboidrati: 70 g; Proteine: 7 g; Zuccheri: 0.1 g; Sodio: 3%

Frullato di semi di lino e banana

Tempo di preparazione: 5 minuti
Tempo di cottura: nessuno
Porzioni: 4
Ingredienti:

- 1 banana congelata
- 125 ml di latte di mandorla
- Estratto di vaniglia
- 1 cucchiaio di burro di mandorle
- 2 cucchiai di semi di lino
- 1 cucchiaino di sciroppo d'acero

Indicazioni:

1. Unire tutti gli ingredienti in un robot da cucina o in un frullatore ed eseguire fino a raggiungere un composto omogeneo. Versare il composto in un bicchiere e Buon appetito.

Valori nutrizionali:

- Calorie: 376
- Grassi: 19.4 g
- Carboidrati: 48.3 g
- Proteine: 9.2 g
- Sodio: 64.9 mg

Frullato di tofu alla frutta

Tempo di preparazione: 5 minuti
Tempo di cottura: nessuno
Porzioni: 2
Ingredienti:

- 250 ml di acqua ghiacciata
- 100 grammi di spinaci confezionati
- 42 grammi di pezzi di mango congelati
- 105 grammi pezzi di ananas
- 1 cucchiaio di semi di chia
- 1 contenitore di tofu
- 1 banana media, congelata

Indicazioni:

1. Mettere tutti gli ingredienti in un frullatore e frullarli fino a renderli cremosi.
2. Dividere uniformemente in due bicchieri, servire e Buon appetito.

Valori nutrizionali:

- Calorie: 175; Grassi: 3.7 g
- Carboidrati: 33.3 g; Proteine: 6.0 g
- Zuccheri: 16.3 g; Sodio: 1%

Toast alla francese con salsa di mele

Tempo di preparazione: 5 minuti
Tempo di cottura: 5 minuti
Porzioni: 6
Ingredienti:

- 60 ml di salsa di mele non zuccherata
- 125 ml di latte scremato
- 2 pacchetti di Stevia

- 2 uova
- 6 fette di pane integrale
- 1 cucchiaino di cannella macinata

Indicazioni:

1. Mescolare bene la salsa di mele, lo zucchero, la cannella, il latte e le uova in un recipiente.

2. Tagliare a fette alla volta. Far sobbollire il pane nella miscela di salsa di mele fino a bagnarlo.

3. A fuoco medio, riscaldare una grande padella antiaderente.

4. Aggiungere il pane inzuppato da un lato e un altro dall'altro lato.

5. Servire e Buon appetito.

Valori nutrizionali:

- Calorie: 122.6
- Grassi: 2.6 g
- Carboidrati: 18.3 g
- Proteine: 6.5 g
- Zuccheri: 14.8 g
- Sodio: 11%

Frullato di banana e burro di arachidi e verdure

Tempo di preparazione: 5 minuti
Tempo di cottura: nessuno
Porzioni: 1
Ingredienti:

- 50 grammi di lattuga romana tagliata e confezionata
- 1 banana media, congelata
- 1 cucchiaio di burro d' arachidi tutto naturale
- 250 ml di latte di mandorla freddo

Indicazioni:

1. In un frullatore resistente, aggiungere tutti gli ingredienti.

2. Frullare fino ad ottenere un composto liscio e cremoso.

3. Servire e Buon appetito.

Valori nutrizionali:

- Calorie: 349.3
- Grassi: 9.7 g
- Carboidrati: 57.4 g
- Proteine: 8.1 g
- Zuccheri: 4.3 g
- Sodio: 18%

Biscotti al lievito in polvere

Tempo di preparazione: 5 minuti
Tempo di cottura: 5 minuti
Porzioni: 1
Ingredienti:

- 1 albume d'uovo
- 125 grammi di farina bianca integrale
- 4 cucchiai di grasso vegetale non idrogenato
- 1 cucchiaio di zucchero
- 160 ml di latte senza grassi
- 125 grammi di farina integrale non sbiancata
- 4 cucchiaini di lievito in polvere senza sodio

Indicazioni:

1. Preriscaldare il forno a 230 °C.

2. Unire la farina, lo zucchero e il lievito e montare bene.

3. Aggiungere l'albume e il latte e montare.

4. Sistemare i pezzi a forma di cerchio sulla teglia e cuocere per 10 minuti.

5. Togliere la teglia e mettere i biscotti su una griglia per farli raffreddare.

Valori nutrizionali:

- Calorie: 118
- Grassi: 4 g
- Carboidrati: 16 g
- Proteine: 3 g
- Sodio: 6%

Frittelle di avena e banana con noci

Tempo di preparazione: 15 minuti
Tempo di cottura: 5 minuti
Porzioni: 8 frittelle
Ingredienti:

- 1 banana dura finemente tagliata a dadini
- 125 grammi di miscela per pancake di grano intero
- 14 grammi di noci tritate
- 40 grammi di avena vecchio stile

Indicazioni:

1. Preparare la frittella secondo le indicazioni sulla confezione.

2. Aggiungere le noci, l'avena e la banana tritata.

3. Rivestire una piastra con spray da cucina. Attaccare circa 32 grammi della pastella delpancake sulla piastra quando sarà calda.
4. Girare il pancake quando vi si formano delle bolle in cima. Cuocere fino a che non diventinodorati.
5. Servire immediatamente.

Valori nutrizionali:

- Calorie: 155; Grassi: 4 g
- Carboidrati: 28 g; Proteine: 7 g; Sodio: 10%

Frullato cremoso di avena, verdure e mirtilli

Tempo di preparazione: 4 minuti
Tempo di cottura: nessuno
Porzioni: 1
Ingredienti:

- 250 ml di latte freddo senza grassi
- 50 grammi di insalata verde
- 65 grammi di mirtilli freschi congelati
- 65 grammi di farina d'avena cotta congelata
- 1 cucchiaio di semi di girasole

Indicazioni:

1. Unire tutti gli ingredienti e frullare fino a renderli cremosi.

2. Servire e Buon appetito.

Valori nutrizionali:

- Calorie: 280
- Grassi: 6.8 g
- Carboidrati: 44.0 g
- Proteine: 14.0 g; Sodio: 141 mg

Capitolo 2. Pranzo

Polpette di tacchino

Tempo di preparazione: 10 minuti
Tempo di cottura: 10 minuti
Porzioni: 4
Ingredienti:

- 450 grammi di carne di tacchino macinata
- 1 cipolla gialla, tagliata a pezzi
- 1 uovo, sbattuto
- 1 cucchiaio di cilantro, tagliato a pezzetti
- 2 cucchiai di olio d'oliva
- 1 peperoncino rosso, tritato
- 2 cucchiaini di succo di lime
- Scorza di 1 lime, grattugiata
- Un pizzico di sale e pepe nero
- 1 cucchiaino di curcuma in polvere

Indicazioni:

1. Mettere in una ciotola la carne di tacchino con la cipolla e gli altri ingredienti tranne l'olio.Mescolare e formare delle polpette medie con questo composto.
2. Scaldare l'olio e aggiungere le polpette, cuocerle per 5 minuti su ogni lato, impiattare e servireper pranzo.

Valori nutrizionali:

- Calorie: 200
- Grassi: 12 g
- Fibre: 5 g
- Carboidrati: 12 g
- Proteine: 7 g

Zuppa di cavolfiori e pomodori

Tempo di preparazione: 10 minuti
Tempo di cottura: 35 minuti
Porzioni: 4
Ingredienti:

- 1 cipolla gialla, tagliata a pezzi
- 1 carota, tagliata a pezzetti
- 50 grammi di sedano, tagliato a pezzetti
- 1 cucchiaio di olio d'oliva
- 450 grammi di cime di cavolfiore
- Un pizzico di sale e pepe nero
- 1 peperone rosso, tritato
- 1 litro e 125 ml di brodo vegetale
- 425 grammi di pomodori, tagliati a pezzetti
- 1 cucchiaio di coriandolo, tagliato a pezzetti

Indicazioni:

1. Scaldare una pentola con l'olio a fuoco medio-alto; aggiungere la cipolla, il sedano, la carota eil peperone e soffriggere per 10 minuti.
2. Aggiungere il cavolfiore e gli altri ingredienti. Mescolare, portare a ebollizione e cuocere afuoco medio per altri 25 minuti.
3. Impiattare e servire.

Valori nutrizionali:

- Calorie: 210
- Grassi: 1 g
- Fibre: 5 g
- Carboidrati: 14 g
- Proteine: 6 g

Mix di merluzzo al limone

Tempo di preparazione: 10 minuti
Tempo di cottura: 25 minuti
Porzioni: 4
Ingredienti:

- 4 filetti di merluzzo, senza pelle
- 2 spicchi d'aglio tritati
- 2 scalogni, tagliati a pezzetti
- Sale e pepe nero a piacere
- 2 cucchiai di olio d'oliva
- 2 cucchiai di dragoncello, tritato
- 90 grammi di olive nere
- Succo di 1 limone
- 60 ml di brodo di pollo
- 1 cucchiaio di erba cipollina, tagliata a pezzetti

Indicazioni:

1. Scaldare l'olio. Aggiungere gli scalogni, l'aglio e soffriggere per 5 minuti.

2. Aggiungere il pesce e rosolarlo su ogni lato.

3. Aggiungere i restanti ingredienti, mettere la padella in forno e cuocere a 180°C per 15 minuti.

4. Impiattare e servire per il pranzo.

Valori nutrizionali:

- Calorie: 173
- Grassi: 3 g
- Fibre: 4 g
- Carboidrati: 9 g
- Proteine: 12 g

Zuppa di kale e limone

Tempo di preparazione: 10 minuti
Tempo di cottura: 15 minuti
Porzioni: 4
Ingredienti:

- 450 grammi di cavolo, tagliato a pezzetti
- Sale e pepe nero a piacere
- 1 litro e 250 ml di brodo vegetale
- 2 carote, affettate
- 1 cipolla gialla, tagliata a pezzi
- 1 cucchiaio di olio d'oliva
- 1 cucchiaio di prezzemolo tagliato a pezzetti
- 1 cucchiaio di succo di limone

Indicazioni:

1. Scaldare una pentola con l'olio a fuoco medio; aggiungere le carote e la cipolla, mescolare esoffriggere per 5 minuti.
2. Aggiungere il cavolo e gli altri ingredienti, mescolare, portare a ebollizione e cuocere a fuocomedio per altri 10 minuti.
3. Impiattare e servire.

Valori nutrizionali:

- Calorie: 210; Grassi: 7 g; Fibre: 2 g; Carboidrati: 10 g; Proteine: 8 g

Mix di salmone balsamico

Tempo di preparazione: 10 minuti
Tempo di cottura: 20 minuti
Porzioni: 4
Ingredienti:

- 4 filetti di salmone, disossati
- 1 cucchiaio di olio d'oliva

- 2 finocchi, tagliuzzati
- 1 cucchiaio di aceto balsamico
- 1 cucchiaio di succo di lime
- 1/2 cucchiaino di cumino, macinato
- 1/2 cucchiaino di origano, secco
- 1 cucchiaio di erba cipollina, tagliata a pezzetti
- Sale e pepe nero a piacere

Indicazioni:

1. Scaldare un l'olio e aggiungere il finocchio, mescolare e soffriggere per 5 minuti.

2. Aggiungere il pesce e rosolarlo su ogni lato.

3. Aggiungere i restanti ingredienti, cuocere il tutto per altri 10 minuti, impiattare e servire.

Valori nutrizionali:

- Calorie: 200
- Grassi: 2 g; Fibre: 4 g
- Carboidrati: 10 g; Proteine: 8 g

Zuppa di carote alla curcuma

Tempo di preparazione: 10 minuti
Tempo di cottura: 25 minuti
Porzioni: 4
Ingredienti:

- 450 grammi di carote, pelate e affettate
- 2 cucchiai di olio d'oliva
- 1 cipolla gialla, tagliata a pezzi
- 1 cucchiaino di rosmarino secco
- 1 cucchiaino di cumino, macinato

- 2 spicchi d'aglio tritati
- Un pizzico di sale e pepe nero
- 1 litro e 250 ml di brodo vegetale
- 1/2 cucchiaino di curcuma in polvere
- 250 ml di latte di cocco
- 1 cucchiaio di erba cipollina, tagliata a pezzetti

Indicazioni:

1. Scaldare una pentola con l'olio a fuoco medio; aggiungere la cipolla e l'aglio e soffriggere per5 minuti.
2. Aggiungere le carote, il brodo e gli altri ingredienti tranne l'erba cipollina e mescolare.

3. Impiattare, cospargere l'erba cipollina e servire per pranzo.

Valori nutrizionali:

- Calorie: 210
- Grassi: 8 g
- Fibre: 6 g
- Carboidrati: 10 g
- Proteine: 7 g

Zuppa di porri al cocco

Tempo di preparazione: 10 minuti
Tempo di cottura: 20 minuti
Porzioni: 4
Ingredienti:

1. 4 porri, affettati

2. 1 cipolla gialla, tagliata a pezzi

3. 1 cucchiaio di olio di avocado

4. Un pizzico di sale e pepe nero

5. 2 spicchi d'aglio tritati

6. 1 litro di zuppa di verdure

7. 125 ml di latte di cocco

8. 1/2 cucchiaino di noce moscata, macinata

9. 1/4 di cucchiaino di pepe rosso, schiacciato

10. 1/2 cucchiaino di rosmarino, secco

11. 1 cucchiaio di prezzemolo, tagliato a pezzetti

Indicazioni:

1. Scaldare una pentola con l'olio a fuoco medio-alto; aggiungere la cipolla e l'aglio e soffriggereper 2 minuti.
2. Aggiungere i porri, mescolare e soffriggere per altri 3 minuti.

3. Unire gli ingredienti tranne il prezzemolo, portare a ebollizione e cuocere a fuoco medio peraltri 15 minuti.
4. Frullare la zuppa con un frullatore, impiattare, cospargere il prezzemolo e servire.

Valori nutrizionali:

- Calorie: 268
- Grassi: 11.8 g
- Fibre: 4.5 g
- Carboidrati: 37.4 g
- Proteine: 6.1 g

Mix di tacchino alla paprika

Tempo di preparazione: 10 minuti
Tempo di cottura: 40 minuti
Porzioni: 4
Ingredienti:

- 1 cipolla gialla, affettata
- 450 grammi di petto di tacchino, senza pelle, disossato e tagliato grossolanamente a cubetti
- 2 cucchiai di olio d'oliva
- Sale e pepe nero a piacere
- 168 grammi di cuori di carciofo, tagliati a metà
- 1/2 cucchiaino di noce moscata, macinata
- 1/2 cucchiaino di paprika dolce
- 1 cucchiaino di cumino, macinato
- 1 cucchiaio di cilantro, tagliato a pezzetti

Indicazioni:

1. Mettere in una teglia il tacchino con la cipolla, i carciofi e gli altri ingredienti, mescolare eportare a 180°C per 40 minuti.

2. Impiattare e servire.

Valori nutrizionali:

- Calorie: 345
- Grassi: 12 g
- Fibre: 3 g
- Carboidrati: 12 g; Proteine: 14 g

Insalata di salmone e spinaci

Tempo di preparazione: 10 minuti
Tempo di cottura: nessuno
Porzioni: 4
Ingredienti:

- 250 grammi di salmone affumicato, senza pelle, disossato e tagliato a strisce
- 1 cipolla gialla, tagliata a pezzi
- 1 avocado, sbucciato, snocciolato e tagliato a cubetti
- 1 tazza di pomodori ciliegia, tagliati a metà
- 1 cucchiaio di olio d'oliva
- 250 grammi di spinaci
- Un pizzico di sale e pepe di Caienna
- 1 cucchiaio di aceto balsamico

Indicazioni:

1. Mettere in un'insalatiera il salmone con la cipolla, l'avocado e gli altri ingredienti, mescolare,impiattare e servire per pranzo.

Valori nutrizionali:

- Calorie: 260; Grassi: 2 g; Fibre: 8 g
- Carboidrati: 17 g; Proteine: 11 g

Insalata greca di pollo

Tempo di preparazione: 10 minuti
Tempo di cottura: nessuno
Porzioni: 2
Ingredienti:

- 60 ml di aceto balsamico
- 1 cucchiaino di succo di limone appena spremuto
- 60 ml di olio extravergine d'oliva
- 1/4 di cucchiaino di sale
- 1/4 di cucchiaino di pepe nero appena macinato
- 2 petti di pollo grigliati senza pelle e senza ossa
- 80 grammi di cipolla rossa tagliata sottile
- 10 pomodori ciliegia, tagliati a metà
- 8 olive Kalamata snocciolate, tagliate a metà

- 200 grammi di lattuga romana tagliata grossolanamente
- 65 grammi di formaggio feta

Indicazioni:

1. Mettere in una ciotola media l'aceto e il succo di limone e mescolare bene. Aggiungere lentamente l'olio d'oliva e continuare a sbattere vigorosamente fino ad amalgamarlo bene.Aggiungere il sale e il pepe con una frusta.
2. Aggiungere il pollo, la cipolla, i pomodori e le olive e mescolare bene. Coprire e mettere in frigo per almeno 2 ore o durante la notte.
3. Impiattare la romana e coprire col composto di pollo e verdure. Aggiungere il formaggiofeta e servire immediatamente.

Valori nutrizionali:

- Calorie: 260
- Grassi: 2 g
- Fibre: 8 g
- Carboidrati: 17 g
- Proteine: 11 g

Crema spalmabile salata di avocado

Tempo di preparazione: 10 minuti
Tempo di cottura: nessuno
Porzioni: 190 grammi
Ingredienti:

- 1 avocado maturo, sbucciato e snocciolato
- 1 cucchiaino di succo di limone appena spremuto
- 6 filetti di sardina disossati
- 40 grammi di cipolla bianca dolce tagliata a dadini
- 1 gambo di sedano, tagliato a dadini
- 1/2 cucchiaino di sale
- 1/4 di cucchiaino di pepe nero appena macinato

Indicazioni:

1. Mettere in un frullatore o in un robot da cucina l'avocado, il succo di limone e i filetti di sardine e frullare solo fino a che non si formi un composto abbastanza omogeneo. Per dargli consistenza, va bene qualche pezzo.
2. Versare il composto in una piccola ciotola e aggiungere la cipolla, il sedano, il sale e il pepe.Girare bene con una forchetta e servire.

Valori nutrizionali:

- Calorie: 160
- Grassi: 2.5 g
- Fibre: 9.3 g
- Carboidrati: 18 g
- Proteine: 13 g

Pomodori ripieni al formaggio

Tempo di preparazione: 10 minuti
Tempo di cottura: 45 minuti
Porzioni: 2
Ingredienti:

- 4 grandi pomodori maturi
- 1 cucchiaio di olio extravergine d'oliva
- 2 spicchi d'aglio tritati
- 80 grammi di cipolla gialla tagliata a dadini
- 225 grammi di funghi bianchi o cremosi, affettati
- 1 cucchiaio di basilico fresco tritato
- 1 cucchiaio di origano fresco tritato
- 1/2 cucchiaino di sale
- 1/4 di cucchiaino di pepe nero appena macinato
- 225 grammi di mozzarella parzialmente scremata
- 1 cucchiaio di parmigiano grattugiato

Indicazioni:

1. Preriscaldare il forno a 190°C. Rivestire una teglia con un foglio di alluminio.

2. Tagliare una fetta dal fondo di ogni pomodoro in modo che stia in piedi senza traballare. Tagliare una fetta di 1,30 cm dalla parte superiore di ogni pomodoro e usare un cucchiaio perrimuovere delicatamente la maggior parte della polpa, collocandola in un recipiente medio. Mettere i pomodori sulla teglia.

3. In una padella media e spessa, scaldare l"olio d'oliva a fuoco medio. Soffriggere l'aglio, lacipolla, i funghi, il basilico e l'origano per 5 minuti e condire con sale e pepe.

4. Trasferire il composto nella ciotola e mescolarlo bene con la polpa di pomodoro. Aggiungerela mozzarella.

5. Riempire ogni pomodoro con il composto, coprirlo con il parmigiano e infornare fino aquando il formaggio non diventa gonfio, da 15 a 20 minuti. Servire immediatamente.

Valori nutrizionali:

- Calorie: 112
- Grassi: 2.5 g
- Fibre: 9.3 g
- Carboidrati: 21 g
- Proteine: 13 g

Capitolo 3. Cena

Insalata di asparagi

Tempo di preparazione: 10 minuti
Tempo di cottura: 15 minuti
Porzioni: 3
Ingredienti:

- 280 grammi di asparagi
- 1 cucchiaio di olio d'oliva
- 1/2 cucchiaino di pepe bianco
- 115 grammi di formaggio feta, sbriciolato
- 100 grammi di lattuga, tritata
- 1 cucchiaio di olio di canola
- 1 cucchiaino di aceto di sidro di mele
- 1 pomodoro, tagliato a dadini

Indicazioni:

1. Preriscaldare il forno a 180°C.

2. Mettere gli asparagi nella teglia, cospargerli con olio d'oliva e pepe bianco e passarli nel fornopreriscaldato. Cuocerli per 15 minuti.
3. Nel frattempo, mettere la feta sbriciolata nell'insalatiera.
4. Aggiungere la lattuga tagliata a pezzetti e il pomodoro a dadini.

5. Cospargere gli ingredienti con l'aceto di sidro di mele.
6. Raffreddare gli asparagi cotti a temperatura ambiente e aggiungerli all'insalata.

7. Agitare delicatamente l'insalata prima di servire.

Valori nutrizionali:

- Calorie: 207
- Grassi: 17.6 g
- Fibre: 2.4 g
- Carboidrati: 6.8 g
- Proteine: 7.8 g

Tabbouleh al cavolfiore

Tempo di preparazione: 10 minuti
Tempo di cottura: 4 minuti
Porzioni: 4
Ingredienti:

- 1 testa di cavolfiore da mezzo chilo
- 1 cetriolo, tagliato a pezzi
- 2 cucchiai di succo di limone
- 2 cucchiai di olio d'oliva
- 30 grammi di prezzemolo fresco
- 1 spicchio d'aglio, tagliato a dadini
- 28 grammi di scalogno, tritato
- 1 cucchiaino di menta

Indicazioni:

1. Spuntare e tagliare la testa del cavolfiore. Passarlo al robot da cucina e pulsare fino adottenere il cavolfiore tagliato a riso.
2. Trasferire il riso al cavolfiore nella ciotola di vetro. Aggiungere il succo di limone e loscalogno tagliato. Mescolare il composto.
3. Metterlo nel microonde per 4 minuti.

4. Nel frattempo, frullare insieme l'olio d'oliva, il prezzemolo e l'aglio tagliato a dadini.

5. Mescolare insieme il riso al cavolfiore cotto con la miscela di

prezzemolo. Aggiungere lamenta e i cetrioli tagliati.
6. Mescolare il tutto e impiattate.

Valori nutrizionali:

- Calorie: 108
- Grassi: 7.3 g
- Fibre: 3.7 g
- Carboidrati: 10.2 g
- Proteine: 3.2 g

Carciofi ripieni

Tempo di preparazione: 10 minuti
Tempo di cottura: 15 minuti
Porzioni: 4
Ingredienti:

- 2 carciofi
- 4 cucchiai di parmigiano grattugiato
- 2 cucchiaini di farina di mandorle
- 1 cucchiaino di aglio tritato
- 3 cucchiai di panna acida
- 1 cucchiaino di olio di avocado
- 250 ml di acqua, per la cottura

Indicazioni:

1. Mettere l'acqua nella pentola e lasciarla bollire.

2. Quando l'acqua bolle, aggiungere i carciofi e farli bollire per 5 minuti.

3. Scolare l'acqua dai carciofi e spuntarli.

4. Togliere i cuori di carciofo.

5. Preriscaldare il forno a 180°C.

6. Mescolare insieme farina di mandorle, parmigiano grattugiato, aglio tritato, panna acida e oliodi avocado.
7. Riempire i carciofi con il composto di formaggio e metterli sulla teglia.

8. Cuocere le verdure per 10 minuti.

9. Poi tagliare ogni carciofo a metà e impiattare.

Valori nutrizionali:

- Calorie: 162
- Grassi: 10.7 g
- Fibre: 5.9 g
- Carboidrati: 12.4 g
- Proteine: 8.2 g

Salpicao di manzo

Tempo di preparazione: 10 minuti
Tempo di cottura: 18 minuti
Porzioni: 2
Ingredienti:

- 450 grammi di costata di manzo, disossata
- 2 spicchi d'aglio, sbucciati, tagliati a dadini
- 2 cucchiai di burro
- 1 cucchiaio di panna acida
- 1/2 cucchiaino di sale
- 1/2 cucchiaino di peperoncino
- 1 cucchiaio di succo di lime

Indicazioni:

1. Tagliare la costata a strisce.

2. Cospargere la carne con sale, peperoncino e succo di lime.

3. Mettere il burro in una padella. Aggiungere l'aglio tagliato a dadini e arrostirlo per 2 minuti afuoco medio.

4. Poi aggiungere le strisce di carne e arrostirle a fuoco alto per 2 minuti su ogni lato.

5. Aggiungere la panna acida e chiudere il coperchio. Cuocere il pasto per altri 10 minuti afuoco medio. Mescolare di tanto in tanto.

6. Impiattare.

Valori nutrizionali:

- Calorie: 641
- Grassi: 52.8 g
- Fibre: 0.1 g
- Carboidrati: 1.9 g
- Proteine: 42.5 g

Pizza di pane pita con fichi e prosciutto

Tempo di preparazione: 5 minuti
Tempo di cottura: 20 minuti
Porzioni: 6
Ingredienti:

- 4 pani pita
- 8 fichi, tagliati in quattro
- 8 fette di prosciutto crudo
- 225 grammi di mozzarella sbriciolata

Indicazioni:

1. Mettere il pane pita su una placca da forno.

2. Ricoprire con il formaggio sbriciolato, poi con i fichi e il prosciutto.

3. Infornare a 180°C per 8 minuti.

4. Servire la pizza subito.

Valori nutrizionali:

- Calorie: 445
- Grassi: 13.7 g
- Carboidrati: 41.5 g
- Proteine: 39.0 g

Spaghetti in salsa di vongole

Tempo di preparazione: 5 minuti
Tempo di cottura: 45 minuti
Porzioni: 4
Ingredienti:

1. 225 grammi di spaghetti

2. 2 cucchiai di olio d'oliva

3. 2 spicchi d'aglio tritati

4. 2 pomodori, pelati e tagliati a dadini

5. 200 grammi di pomodori ciliegia, tagliati a metà

6. 450 grammi di vongole fresche, pulite e sciacquate

7. 2 cucchiai di vino bianco

8. 1 cucchiaino di aceto di sherry

Indicazioni:

1. Scaldare l'olio e aggiungere gli spicchi d'aglio. Cuocere fino a quando non diventano fragranti,poi aggiungere i pomodori, il vino e l'aceto. Far bollire e cuocere, poi aggiungere le

vongole e continuare la cottura per altri 10 minuti.

2. Far bollire l'acqua con un pizzico di sale e aggiungere gli spaghetti. Cuocere per 8 minuti finoa che non siano al dente. Scolare bene e mescolare con il sugo di vongole.

3. Servire il piatto subito.

Valori nutrizionali:

- Calorie: 305
- Grassi: 8.8 g
- Carboidrati: 48.3 g
- Proteine: 8.1 g

Gratin cremoso di pesce

Tempo di preparazione: 5 minuti
Tempo di cottura: 1 ora
Porzioni: 6
Ingredienti:

- 240 grammi di panna da cucina
- 2 filetti di salmone, a cubetti
- 2 filetti di merluzzo a cubetti
- 2 filetti di branzino, a cubetti
- 1 gambo di sedano, affettato
- Sale e pepe a piacere
- 45 grammi di parmigiano grattugiato
- 64 grammi di formaggio feta, sbriciolato

Indicazioni:

1. Unire la panna con i filetti di pesce e il sedano in una teglia profonda.

2. Aggiungere sale e pepe a piacere, poi aggiungere il parmigiano e la feta.

3. Cuocere in forno per 20 minuti.

4. Servire il gratin subito.

Valori nutrizionali:

- Calorie: 300
- Grassi: 16.1 g
- Carboidrati: 1.3
- Proteine: 36.9 g

Spaghetti al pesto di broccoli

Tempo di preparazione: 5 minuti
Tempo di cottura: 35 minuti
Porzioni: 4
Ingredienti:

- 225 grammi di spaghetti
- 450 grammi di broccoli, tagliati a cime
- 2 cucchiai di olio d'oliva
- 4 spicchi d'aglio, tagliati a pezzetti
- 4 foglie di basilico
- 2 cucchiai di mandorle scottate
- 1 limone, spremuto
- Sale e pepe a piacere

Indicazioni:

1. Per il pesto, mettere insieme i broccoli, l'olio, l'aglio, il basilico, il succo di limone e lemandorle in un frullatore e frullare fino a raggiungere un composto omogeneo.
2. Cuocere la pasta in acqua salata per 8 minuti o fino a che non sia al dente. Scolare bene.

3. Mescolare gli spaghetti caldi con il pesto di broccoli e servire subito.

Valori nutrizionali:

- Calorie: 284
- Grassi: 10.2 g
- Carboidrati: 40.2 g
- Proteine: 10.4 g

Spaghetti all'Olio

Tempo di preparazione: 5 minuti
Tempo di cottura: 30 minuti
Porzioni: 4
Ingredienti:

- 225 grammi di spaghetti
- 3 cucchiai di olio d'oliva
- 4 spicchi d'aglio tritati
- 2 peperoni rossi, affettati
- 1 cucchiaio di succo di limone
- Sale e pepe a piacere
- 45 grammi di parmigiano grattugiato

Indicazioni:

1. Scaldare l'olio e attaccare le teste d'aglio Cook, poi frullare i peperoni rossi e cuocere ancora per 1 minuto a fuoco basso, facendo attenzione a metterli solo in infusione, senza bruciarli o friggerli.
2. Aggiungere il succo di limone e togliere dal fuoco.

3. Cuocere la pasta con acqua salata per 8 minuti o come indicato sulla confezione, solo fino a quando non diventano al dente.
4. Scolare bene gli spaghetti e mescolarli con l'olio all'aglio e pepe.

5. Servire subito.

Valori nutrizionali:

- Calorie: 268
- Grassi: 11.9 g
- Carboidrati: 34.1 g
- Proteine: 7.1 g

Spaghetti veloci al pomodoro

Tempo di preparazione: 5 minuti
Tempo di cottura: 15 minuti
Porzioni: 4
Ingredienti:

- 225 grammi di spaghetti
- 3 cucchiai di olio d'oliva
- 4 spicchi d'aglio, affettati
- 1 jalapeno, affettato
- 400 grammi di pomodori ciliegia
- Sale e pepe a piacere
- 1 cucchiaino di aceto balsamico
- 45 grammi di parmigiano grattugiato

Indicazioni:

1. Scaldare una grande pentola d'acqua a fuoco medio. Aggiungere un pizzico di sale e portarea ebollizione, poi aggiungere la pasta.
2. Cuocere al dente.

3. Mentre la pasta cuoce, scaldare l'olio in una padella e aggiungere l'aglio e il jalapeno. Cuocere,poi aggiungere i pomodori, il sale e il pepe.
4. Cuocere per 5-7 minuti fino a che la buccia dei pomodori non si rompa.

5. Aggiungere l'aceto e togliere dal fuoco.

6. Scaricare bene la pasta e unirla alla salsa di pomodoro. Cospargere di formaggio e serviresubito.

Valori nutrizionali:

- Calorie: 298
- Grassi: 13.5 g
- Carboidrati: 36.0 g
- Proteine: 9.7 g

Zuppa cremosa di pollo

Tempo di preparazione: 10 minuti

Tempo di cottura: 1 ora

Porzioni: 8

Ingredienti:

- 164 grammi di melanzane a cubetti
- Sale e pepe nero a piacere
- 4 cucchiai di olio d'oliva
- 1 cipolla gialla, tagliata a pezzi
- 2 cucchiai di aglio tritato
- 1 peperone rosso, tagliato a pezzetti
- 2 cucchiai di paprika piccante
- 15 grammi di prezzemolo, tagliato a pezzetti
- 1 cucchiaio e mezzo di origano, tagliato a pezzetti
- 1 litro di brodo di pollo
- 450 grammi di petto di pollo, senza pelle, disossato e tagliato a cubetti
- 465 grammi di half and half (latticino composto da latte e panna in quantità uguali econtiene pochi grassi)
- 2 tuorli d'uovo
- 60 ml di succo di lime

Indicazioni:

1. Scaldare una pentola con l'olio a fuoco medio, aggiungere il pollo, l'aglio e la cipolla erosolare per 10 minuti.
2. Aggiungere il peperone e unire il resto degli ingredienti tranne l'half and half, l'uovo, i tuorlie il succo di lime, portare a ebollizione e cuocere a fuoco medio per 40 minuti.
3. Unire i tuorli d'uovo ai restanti ingredienti con 250 ml di zuppa, sbattere bene e versare nellapentola.
4. Frullare la zuppa, cuocere per altri 5 minuti, impiattare e servire.

Valori nutrizionali:

- Calorie: 312
- Grassi: 17.4 g
- Fibre: 5.6 g
- Carboidrati: 20.2 g
- Proteine: 15.3 g

Formaggio al forno con peperoncino e origano

Tempo di preparazione: 5 minuti
Tempo di cottura: 35 minuti
Porzioni: 4
Ingredienti:

- 225 grammi di formaggio feta
- 115 grammi di mozzarella, sbriciolata
- 1 peperoncino, affettato
- 1 cucchiaino di origano secco
- 2 cucchiai di olio d'oliva

Indicazioni:

1. Mettere il formaggio feta in una piccola teglia profonda.

2. Ricoprire con la mozzarella, poi condire con le fette di pepe e

l'origano.

3. Proteggere la teglia con un foglio di alluminio e cuocere nel forno preriscaldato.

4. Servire il formaggio subito.

Valori nutrizionali:

- Calorie: 292
- Grassi: 24.2 g; Carboidrati: 3.7 g
- Proteine: 16.2 g

Capitolo 4. Riso e cereali

Risotto ai funghi gourmet

Tempo di preparazione: 20 minuti
Tempo di cottura: 15 minuti
Porzioni: 6
Ingredienti:

- 1 kg di funghi Portobello, tritati
- 1 kg di funghi bianchi, tritati
- 2 scalogni, tagliati a dadini
- 3 cucchiai di olio d'oliva, divisi
- 280 grammi di riso Arborio
- Sale e pepe nero a piacere
- 125 ml di vino bianco secco
- 4 cucchiai di burro
- 3 cucchiai di erba cipollina tritata finemente
- 1 litro e mezzo di brodo di pollo, diviso
- 45 grammi di parmigiano

Indicazioni:

1. Scaldare il brodo a fuoco basso.

2. Aggiungere 2 cucchiai di olio d'oliva in una grande casseruola a fuoco medio. Montare i funghi e cuocere fino a quando non diventano morbidi. Ora togliere i funghi e il loro liquidoe metteteli da parte.

3. Aggiungere 1 cucchiaio di olio d'oliva nella padella e mescolare gli scalogni. Cuocere per 1 minuto e aggiungere il riso, mescolando, coprire con la pellicola per circa 2 minuti. Quando ilriso è diventato di un colore dorato pallido, versare il vino costantemente, mescolando fino aquando il vino non è completamente assorbito.

4. Aggiungere 125 ml di brodo di riso e mescolare fino a quando il brodo è stato assorbito.Continuare ad aggiungere

125 ml di brodo alla volta, mescolando costantemente.

5. Poi togliere dal fuoco e mescolare i funghi con il loro liquido, il burro, l'erba cipollina e ilparmigiano. Condire con sale e pepe.

Valori nutrizionali:

- Calorie: 418
- Grassi 18.6 g
- Carboidrati: 55 g
- Proteine: 8.6 g

Fagioli e riso di John

Tempo di preparazione: 20 minuti
Tempo di cottura: 15 minuti
Porzioni: 6
Ingredienti:

- 450 grammi di fagioli rossi secchi
- 1 cucchiaio di olio vegetale
- 12 grammi di salsiccia Andouille, tagliata a dadini
- 160 grammi di cipolla tagliata finemente
- 95 grammi di sedano tagliato a pezzetti
- 95 grammi di peperoni poblano
- 4 spicchi d'aglio tritati
- 1 litro di brodo di pollo o più se necessario
- 1 stinco di prosciutto affumicato
- 2 foglie di alloro
- 1 cucchiaino di timo secco
- 1/2 cucchiaino di pepe di Caienna
- 1 cucchiaino di pepe nero appena macinato
- 2 cucchiai di cipolla verde tritata
- 750 grammi di riso bianco cotto

Indicazioni:

1. Mettere i fagioli in un grande contenitore e coprirli con qualche centimetro di acqua fredda;lasciarli in ammollo per una notte. Scolare e sciacquare.
2. Scaldare l'olio e cuocere e mescolare la salsiccia nell'olio caldo per 5-7 minuti. Aggiungere lacipolla, il sedano e i peperoni poblano alla salsiccia; cuocere e mescolare fino a quando le

   verdure diventano morbide e iniziano a diventare trasparenti, da 5 a 10 minuti. Aggiungerel'aglio al composto di salsiccia; cuocere e mescolare fino a quando diventa fragrante, circa 1 minuto.

3. Aggiungere i fagioli marroni, il brodo di pollo, lo stinco di prosciutto, la foglia di alloro, il pepe nero, il timo, il pepe di Caienna e il composto di salsiccia; portare a ebollizione, ridurreil fuoco e mescolare di tanto in tanto per un'ora e mezza.
4. Salare e cuocere a fuoco lento fino a quando i fagioli non diventano teneri, la carne è tenera ela consistenza desiderata è raggiunta, da un'ora e mezza a 2 ore ancora. Condire con sale.
5. Mettere il riso in ciotole, mettere il composto di fagioli rossi sul riso e guarnire con cipolle verdi.

Valori nutrizionali:

Calorie: 542; Grassi: 25 g; Carboidrati: 36 g; Proteine: 8.6 g

Zuppa cremosa di pollo e riso selvatico

Tempo di preparazione: 10 minuti
Tempo di cottura: 15 minuti
Porzioni: 8
Ingredienti:

- 500 ml di acqua
- 1 litro di brodo di pollo

- 2 filetti di pollo disossati e cotti, grattugiati
- 1 confezione di riso con chicco lungo a cottura rapida con un pacchetto di spezie
- 1/2 cucchiaino di sale
- 1/2 cucchiaino di pepe nero macinato
- 95 grammi di farina universale
- 115 grammi di burro
- 250 grammi di panna densa

Indicazioni:

1. Mettere insieme il brodo, l'acqua e il pollo in una grande casseruola a fuoco medio. Portare aebollizione; mescolare il riso e conservare il pacchetto di condimento. Coprire e togliere dal fuoco.
2. Aggiungere il sale, il pepe e la farina. Sciogliere il burro. Mescolare il contenuto del sacchettodi erbe fino a quando la miscela non bolle. Ridurre il calore e aggiungere la miscela di farina a un cucchiaio per formare un roux. Mescolare la crema poco a poco fino a quando non è completamente assorbita e omogenea. Cuocere fino a quando il composto non diventa denso, 5 minuti.
3. Aggiungere il composto di crema al brodo e al riso. Cuocere a fuoco medio per 10-15 minuti.

Valori nutrizionali:

- Calorie: 426
- Grassi: 35 g
- Carboidrati: 41 g
- Proteine: 8.6 g

Riso alle carote

Tempo di preparazione: 5 minuti
Tempo di cottura: 15 minuti
Porzioni: 6
Ingredienti:

- 500 ml di acqua
- 1 cubetto di brodo di pollo
- 1 carota grattugiata
- 185 grammi di riso a chicco lungo non cotto

Indicazioni:

1. Portare a ebollizione l'acqua e inserire il dado da brodo e lasciarlo sciogliere.

2. Aggiungere le carote e il riso e portare di nuovo a ebollizione.

3. Abbassare il fuoco, coprire e cuocere a fuoco lento per 20 minuti.

4. Togliere dal fuoco e lasciare al coperto per 5 minuti.

Valori nutrizionali:

- Calorie: 125
- Grassi: 41 g
- Carboidrati: 32 g
- Proteine: 16 g

Salsa di riso

Tempo di preparazione: 5 minuti
Tempo di cottura: 15 minuti
Porzioni: 6
Ingredienti:

- 750 grammi di riso cotto
- 160 grammi di formaggio Monterey Jack grattugiato, diviso
- 164 grammi di mais in scatola o congelato
- 125 ml di latte
- 45 grammi di panna acida
- 65 grammi di cipolle verdi tritate

Indicazioni:

1. Preriscaldare il forno.

2. Mettere insieme il riso, 125 grammi di formaggio, il mais, il latte, la panna acida e le cipolleverdi in una ciotola di medie dimensioni. Mettere il tutto in una pirofila da 1 litro e cospargere col resto del formaggio.
3. Infornare fino a quando il formaggio non si è sciolto e il piatto è diventato caldo.

Valori nutrizionali:

- Calorie: 110; Grassi: 32 g
- Carboidrati: 54 g; Proteine: 12 g

Riso integrale

Tempo di preparazione: 5 minuti
Tempo di cottura: 15 minuti
Porzioni: 4
Ingredienti:

- 280 grammi di riso bianco
- 1 brodo di manzo
- 1 zuppa condensata di cipolle francesi
- 56 grammi di burro fuso
- 1 cucchiaio di salsa Worcestershire
- 1 cucchiaio di foglie di basilico secche

Indicazioni:

1. Preriscaldare il forno.

2. In una pirofila da 2 quarti, mettere insieme riso, brodo, zuppa, burro, salsa Worcestershire ebasilico.
3. Preparare per 1 ora, mescolando dopo 30 minuti.

Valori nutrizionali:

- Calorie: 425
- Grassi: 33 g
- Carboidrati: 21 g
- Proteine: 12 g

Lasagna di riso

Tempo di preparazione: 20 minuti
Tempo di cottura: 15 minuti
Porzioni: 8
Ingredienti:

- 450 grammi di manzo macinato
- Salsa di spaghetti
- 750 grammi di riso cotto, raffreddato
- 1/2 cucchiaino di aglio in polvere
- 2 uova
- 96 grammi di parmigiano grattugiato
- 280 grammi di mozzarella grattugiata
- 250 grammi di ricotta

Indicazioni:

1. Preriscaldare il forno a 190°C.

2. Friggere e mescolare la carne in una padella calda fino a che non sia dorata e friabile, da 5 a 7minuti; scolare il grasso e scartarlo. Aggiungere la salsa di spaghetti e l'aglio in polvere.

3. Mescolare il riso, le uova e 32 grammi di parmigiano in una ciotola. Mescolare 250 grammi dimozzarella, ricotta e 32 grammi di parmigiano in un'altra ciotola.
4. Mettere metà del composto di riso in una casseruola da 3 litri, seguito dal composto di formaggio e metà del salsa di carne. Ripetere gli strati. Cospargere 32 grammi di parmigianoe 32 grammi di mozzarella sull'ultimo strato della salsa di carne.
5. Cuocere fino a quando il formaggio non è sciolto e la salsa non è gorgogliante, 20 a 25minuti.

Valori nutrizionali:

- Calorie: 461
- Grassi: 31 g
- Carboidrati: 11 g
- Proteine: 13 g

Riso al latte

Tempo di preparazione: 5 minuti
Tempo di cottura: 15 minuti
Porzioni: 4
Ingredienti:

1. 1 litro di acqua fredda

2. 250 grammi di riso cotto

3. 1 cucchiaino di estratto di vaniglia (a scelta)

Indicazioni:

1. Mettere insieme l'acqua, il riso cotto e l'estratto di vaniglia in un frullatore; frullate fino adottenere un composto omogeneo, circa 3 minuti.
2. Raffreddare prima di servire.

Valori nutrizionali:

- Calorie: 54
- Grassi: 32 g
- Carboidrati: 21 g; Proteine: 26 g

Insalata da colazione con cereali e frutta

Tempo di preparazione: 5 minuti
Tempo di cottura: 20 minuti
Porzioni: 6
Ingredienti:

- 1/4 di cucchiaino di sale
- 96 grammi di bulgur
- 140 grammi di riso integrale a cottura rapida
- 1 yogurt magro alla vaniglia da 8 once
- 160 grammi di uvetta
- 1 mela Granny Smith
- 1 arancia
- 1 mela red delicious
- 750 ml di acqua

Indicazioni:

1. A fuoco alto, mettere una grande pentola e portare l'acqua ad ebollizione.

2. Aggiungere il bulgur e il riso. Abbassare il fuoco a fuoco lento e cuocere per dieci minuticoperto.

3. Spegnere il fuoco, lasciare da parte per 2 minuti coperto.

4. Su una teglia da forno, trasferire e distribuire uniformemente i chicchi a raffreddare.

5. Nel frattempo, sbucciare le arance e tagliarle in sezioni. Tagliare a pezzi e snocciolare le mele.

6. Una volta che i chicchi si sono raffreddati, trasferirli in una

grande ciotola da portata insiemealla frutta.

7. Aggiungere lo yogurt e mescolare bene per ricoprire.

8. Servire e gustare.

Valori nutrizionali:

- Calorie: 48.6
- Carboidrati: 23.9 g
- Proteine: 3.7 g
- Grassi: 1.1 g

Bucatini alla puttanesca

Tempo di preparazione: 5 minuti
Tempo di cottura: 40 minuti
Porzioni: 4
Ingredienti:

- 1 cucchiaio di capperi, sciacquati
- 1 cucchiaino di origano fresco tagliato grossolanamente
- 1 cucchiaino di aglio tagliato finemente
- 1/8 di cucchiaino di sale
- 340 grammi di pasta bucatini
- 400 grammi di pomodori pelati interi in scatola senza sale tagliati grossolanamente nel lorosucco
- 3 cucchiai di olio extravergine d'oliva, divisi
- 4 filetti d'acciuga, tritati
- 8 olive nere di Kalamata, snocciolate e tagliate a scaglie

Indicazioni:

1. Cuocere i bucatini secondo le istruzioni sulla confezione. Scolare, tenere in caldo e mettereda parte.
2. A fuoco medio, mettere una grande casseruola antiaderente e scaldare 2 cucchiai di olio.

3. Soffriggere l'acciuga fino a quando non inizia a disintegrarsi.

4. Aggiungere l'aglio e soffriggere per 15 secondi.

5. Aggiungere i pomodori, soffriggere per 15-20 minuti, o fino a quando non sono più acquosi.Condire con 1/8 di cucchiaino di sale.
6. Aggiungere origano, capperi e olive.

7. Aggiungere la pasta, saltandola fino a quando non si riscalda.
8. Per servire, condire la pasta con l'olio d'oliva rimanente e Buon appetito.

Valori nutrizionali:

- Calorie: 207.4
- Carboidrati: 31 g
- Proteine: 5.1 g
- Grassi: 7 g

Capitolo 5. Insalata

Insalata cremosa fresca

Tempo di preparazione: 10 minuti
Tempo di cottura: 25 minuti
Porzioni: 4
Ingredienti:

- 145 grammi di yogurt greco
- 2 cucchiai di aneto, tagliato a pezzetti
- 1 cucchiaino di succo di limone
- 4 cetrioli, tagliati a dadini
- 2 spicchi d'aglio, tritati
- Sale e pepe a piacere

Indicazioni:

1. Mescolare tutti gli ingredienti in un'insalatiera.
2. Condire con sale e pepe secondo il proprio gusto e mangiare.

Valori nutrizionali:

- Calorie: 115
- Grassi: 9 g; Fibre: 10 g; Carboidrati: 21 g; Proteine: 9 g

Insalata estiva di salmone alla griglia

Tempo di preparazione: 10 minuti
Tempo di cottura: 30 minuti
Porzioni: 4
Ingredienti:

- 2 filetti di salmone
- Sale e pepe a piacere
- 500 ml di brodo vegetale
- 100 grammi di bulgur
- 200 grammi di pomodori ciliegia, dimezzati
- 82 grammi di mais dolce
- 1 limone, spremuto
- 90 grammi di olive verdi, affettate
- 1 cetriolo, tagliato a cubetti
- 1 cipolla verde, tagliata a pezzetti
- 1 peperone rosso, tagliato a pezzetti
- 1 peperone rosso, snocciolato e tagliato a dadini

Indicazioni:

1. Scaldare una padella per griglia a temperatura media e poi mettere il salmone, condendolo con sale e pepe. Grigliare entrambi i lati del salmone fino a quando non diventa marrone emetterlo da parte.
2. Scaldare il brodo in una casseruola fino a quando non diventa caldo e poi aggiungere ilbulgur e cuocere fino a quando il liquido è completamente assorbito dal bulgur.
3. Mescolare il salmone, il bulgur e tutti gli altri ingredienti in un'insalatiera, e aggiungere dinuovo sale e pepe, se si desidera, in base ai propri gusti.
4. Servire l'insalata appena completata.

Valori nutrizionali:

- Calorie: 110
- Grassi: 13 g
- Fibre: 7 g
- Carboidrati: 13 g
- Proteine: 18 g

Insalata di broccoli con cipolle caramellate

Tempo di preparazione: 10 minuti
Tempo di cottura: 25 minuti
Porzioni: 4
Ingredienti:

- 3 cucchiai di olio extravergine d'oliva
- 2 cipolle rosse affettate
- 1 cucchiaino di timo secco

- 2 cucchiai di aceto balsamico
- 450 grammi di broccoli, tagliati a cime
- Sale e pepe a piacere

Indicazioni:

1. Scaldare l'olio e aggiungere le cipolle affettate. Cuocere fino a quando le cipolle non sonocaramellate. Aggiungere l'aceto e il timo e togliere dal fuoco.
2. Mescolare il composto di broccoli e cipolle in una ciotola, aggiungendo sale e pepe se sidesidera. Servire e mangiare l'insalata il prima possibile.

Valori nutrizionali:

- Calorie: 113; Grassi: 9 g
- Fibre: 8 g; Carboidrati: 13 g
- Proteine: 18 g

Insalata mista di cavolfiore al forno

Tempo di preparazione: 10 minuti
Tempo di cottura: 30 minuti
Porzioni: 4
Ingredienti:

- 2 cucchiai di olio extravergine d'oliva
- 1 cucchiaino di menta secca
- 1 cucchiaino di origano secco
- 2 cucchiai di prezzemolo tagliato a pezzetti
- 1 peperone rosso, tagliato a pezzetti
- 1 limone, spremuto
- 1 cipolla verde tritata
- 2 cucchiai di coriandolo tritato
- Sale e pepe a piacere

Indicazioni:

1. Riscaldare il forno a 180°C.

2. In una teglia profonda, mettere insieme olio d'oliva, menta, cavolfiore e origano e cuocereper 15 minuti.
3. Una volta cotto, versare in un'insalatiera e aggiungere i restanti ingredienti, mescolandoliinsieme.
4. Impiattare l'insalata e mangiarla appena pronta.

Valori nutrizionali:

- Calorie: 123
- Grassi: 13 g
- Fibre: 9 g
- Carboidrati: 10 g
- Proteine: 12.5 g

Insalata veloce di rucola

Tempo di preparazione: 10 minuti
Tempo di cottura: 30 minuti
Porzioni: 4
Ingredienti:

- 6 peperoni rossi arrostiti, affettati
- 2 cucchiai di pinoli
- 2 cucchiai di uvetta secca
- 1 cipolla rossa affettata
- 120 grammi di rucola
- 2 cucchiai di aceto balsamico
- 2 cucchiai di olio extravergine d'oliva
- 115 grammi di formaggio feta, sbriciolato
- Sale e pepe a piacere

Indicazioni:

1. In un'insalatiera, mettere insieme aceto, olio d'oliva, pinoli,

uvetta, peperoni e cipolle.

2. Aggiungere la rucola e il formaggio feta al mix e servire.

Valori nutrizionali:

- Calorie: 123; Grassi: 13 g; Fibre: 9 g
- Carboidrati: 10 g; Proteine: 12 g

Insalata di peperoni e pomodori

Tempo di preparazione: 10 minuti
Tempo di cottura: 15 minuti
Porzioni: 4
Ingredienti:

- 8 peperoni rossi arrostiti, affettati
- 2 cucchiai di olio extravergine d'oliva
- 1 pizzico di fiocchi di peperoncino
- 4 spicchi d'aglio tritati
- 2 cucchiai di pinoli
- 1 scalogno, affettato
- 200 grammi di pomodori ciliegia, dimezzati
- 2 cucchiai di prezzemolo tagliato a pezzetti
- 1 cucchiaio di aceto balsamico
- Sale e pepe a piacere

Indicazioni:

1. Mettere tutti gli ingredienti, tranne il sale e il pepe, in un'insalatiera.

2. Condire con sale e pepe se si vuole, a seconda del proprio gusto.

3. Da mangiare subito.

Valori nutrizionali:

- Calorie: 112
- Grassi: 11 g
- Fibre: 8 g
- Carboidrati: 10 g
- Proteine: 12 g

Insalata di spinaci in una ciotola

Tempo di preparazione: 10 minuti
Tempo di cottura: 20 minuti
Porzioni: 4
Ingredienti:

- 2 barbabietole rosse, cotte e tagliate a dadini
- 1 cucchiaio di aceto di sidro di mele
- 300 grammi di spinaci baby
- 75 grammi di yogurt greco
- 1 cucchiaio di rafano
- Sale e pepe a piacere

Indicazioni:

1. Mescolare barbabietole e spinaci in un'insalatiera.
2. Aggiungere lo yogurt, il rafano e l'aceto. Si può anche aggiungere sale e pepe a piacere.
3. Servire subito l'insalata.

Valori nutrizionali:

- Calorie: 112
- Grassi: 11 g
- Fibre: 8 g
- Carboidrati: 10 g; Proteine: 12 g

Insalata di olive e fagioli rossi

Tempo di preparazione: 10 minuti
Tempo di cottura: 20 minuti
Porzioni: 4
Ingredienti:

- 2 cipolle rosse, affettate
- 2 spicchi d'aglio tritati
- 2 cucchiai di aceto balsamico
- 45 grammi di olive verdi, tagliate a fette
- Sale e pepe a piacere
- 200 grammi di verdure miste
- 1 lattina di fagioli rossi, scolati
- 1 pizzico di peperoncino in fiocchi
- 2 cucchiai di olio extravergine d'oliva
- 2 cucchiai di prezzemolo tagliato a pezzetti

Indicazioni:

1. In un'insalatiera, mescolare tutti gli ingredienti

2. Condire con sale e pepe, se si desidera, e servire subito.

Valori nutrizionali:

- Calorie: 112
- Grassi: 11 g
- Fibre: 8 g
- Carboidrati: 10 g; Proteine: 12 g

Insalata di cavolo fresca e leggera

Tempo di preparazione: 10 minuti
Tempo di cottura: 25 minuti
Porzioni: 4
Ingredienti:

- 1 cucchiaio di menta tritata
- 1/2 cucchiaino di coriandolo macinato
- 1 cavolo verza, tagliuzzato
- 145 grammi di yogurt greco
- 1/4 di cucchiaino di semi di cumino
- 2 cucchiai di olio extravergine d'oliva
- 1 carota, grattugiata
- 1 cipolla rossa, affettata
- 1 cucchiaino di miele
- 1 cucchiaino di scorza di limone
- 2 cucchiai di succo di limone
- Sale e pepe a piacere

Indicazioni:

1. In un'insalatiera, mescolare tutti gli ingredienti.

2. Si può aggiungere sale e pepe secondo dei propri gusti e poi mescolare di nuovo.

3. Preferibilmente da servire al momento.

Valori nutrizionali:

- Calorie: 112
- Grassi: 11 g
- Fibre: 8 g
- Carboidrati: 10 g
- Proteine: 12 g

Insalata ortolana

Tempo di preparazione: 10 minuti
Tempo di cottura: 30 minuti
Porzioni: 6
Ingredienti:

- 1 testa di cavolfiore, tagliato a cime
- 1 zucchina, tagliata a fette
- 1 patata dolce, sbucciata e tagliata a cubetti
- 225 grammi di carote baby
- Sale e pepe a piacere
- 1 cucchiaino di basilico secco
- 2 cipolle rosse affettate
- 2 melanzane, a cubetti
- 1 indivia, affettata
- 3 cucchiai di olio extravergine d'oliva
- 1 limone, spremuto
- 1 cucchiaio di aceto balsamico

Indicazioni:

1. Preriscaldare il forno a 180°C. Mescolare tutte le verdure, il basilico, il sale, il pepe e l'olio inuna teglia e cuocere per 25-30 minuti.
2. Dopo la cottura, versare in un'insalatiera e mescolare con aceto e succo di limone.

3. Impiattare e servire.

Valori nutrizionali:

- Calorie: 115
- Grassi: 9 g
- Fibre: 85 g
- Carboidrati: 11 g
- Proteine: 15 g

Capitolo 6. Zuppe

Zuppa di verdure dell'orto al prezzemolo

Tempo di preparazione: 10 minuti
Tempo di cottura: 42 minuti
Porzioni: 8
Ingredienti:

- 2 cucchiai di olio d'oliva
- 80 grammi di porri, tagliati a pezzetti
- 2 spicchi d'aglio tritati
- 2 litri di brodo vegetale
- 1 carota, tagliata a dadini
- 1 patata, tagliata a dadini
- 1 gambo di sedano, tagliato a dadini
- 125 grammi di funghi
- 100 grammi di cime di broccoli
- 65 grammi di cime di cavolfiore
- 1/2 peperone rosso, tagliato a dadini
- 1/4 di testa di cavolo verde, tagliato a pezzi
- 75 grammi di fagiolini
- sale a piacere
- 1/2 cucchiaino di pepe nero macinato
- 60 grammi di prezzemolo fresco, tagliato a pezzetti

Indicazioni:

1. Scaldare l'olio su Sauté. Aggiungere l'aglio e la cipolla e cuocere per 6 minuti fino a leggera rosolatura. Aggiungere il brodo, la carota, il sedano, i broccoli, il peperone, i fagiolini, il sale,il cavolo, il cavolfiore, i funghi, la patata e il pepe.

2. Sigillare il coperchio; cuocere ad alta pressione per 6 minuti. Rilasciare la pressionenaturalmente per circa 5 minuti. Aggiungere il prezzemolo e servire.

Valori nutrizionali:

- Calorie: 310
- Carboidrati: 21.1 g
- Proteine: 12 g
- Grassi: 13.1 g
- Sodio: 321 mg

- Fibre: 6.9 g

Zuppa di agnello e spinaci

Tempo di preparazione: 10 minuti
Tempo di cottura: 50 minuti
Porzioni: 5
Ingredienti:

- 450 grammi di spalla d'agnello, tagliata a bocconcini
- 285 grammi di foglie di spinaci freschi, tagliati a pezzetti
- 3 uova sbattute
- 1 litro e 250 ml di brodo vegetale
- 3 cucchiai di olio d'oliva
- 1 cucchiaino di sale

Indicazioni:

1. Mettere nella pentola a pressione l'agnello insieme ai restanti ingredienti. Chiudere ilcoperchio, premere zuppa/brodo e cuocere per 30 minuti ad alta pressione.

Valori nutrizionali:

- Calorie: 310
- Carboidrati: 21.1 g
- Proteine: 12 g
- Grassi: 13.1 g
- Sodio: 321 mg; Fibre: 6.9 g

Zuppa di riso al pollo facile da preparare

Tempo di preparazione: 10 minuti
Tempo di cottura: 20 minuti
Porzioni: 4
Ingredienti:

- 450 grammi di petto di pollo, disossato, senza pelle, tagliato a pezzi

- 1 carota grande, tagliata a pezzi
- 1 cipolla, tagliata a pezzi
- 50 grammi di riso
- 1 patata, tagliata finemente
- 1/2 cucchiaino di sale
- 1 cucchiaino di pepe di Caienna
- Una manciata di prezzemolo, finemente tagliato
- 3 cucchiai di olio d'oliva
- 1 litro di brodo di pollo

Indicazioni:

1. Aggiungere tutti gli ingredienti, tranne il prezzemolo, alla pentola e chiudere il coperchio. Cuocere su zuppa/brodo per 15 minuti a fuoco alto. Fare una rapida pressione e rilasciare. Aggiungere il prezzemolo fresco e servire.

Valori nutrizionali:

- Calorie: 213
- Carboidrati: 24 g
- Proteine: 16 g
- Grassi: 15 g
- Sodio: 213 mg
- Fibre: 10.9 g

Zuppa spagnola d'autunno

Tempo di preparazione: 10 minuti
Tempo di cottura: 34 minuti
Porzioni: 4
Ingredienti:

- 3 patate dolci, tagliate a pezzi
- 1 cucchiaino di sale marino
- 2 bulbi di finocchio, tagliati a pezzetti

- 450 grammi di purea di zucca
- 1 cipolla grande, tritata
- 1 cucchiaio di olio di cocco
- 1 litro di acqua
- 1 cucchiaio di panna acida

Indicazioni:

1. Scaldare l'olio su Sauté, aggiungere la cipolla e i mazzetti di finocchio. Aggiungere il resto degli ingredienti e coprire il coperchio.
2. Cuocere ad alta pressione per 25 minuti. Fare un rilascio veloce, trasferire la zuppa in un frullatore, e frullare per 20 secondi fino a che non diventi cremosa. Aggiungere la panna acida e servire.

Valori nutrizionali:

- Calorie: 213
- Carboidrati: 24 g
- Proteine: 16 g
- Grassi: 15 g
- Sodio: 213 mg
- Fibre: 10.9 g

Stufato d'agnello riscaldante

Tempo di preparazione: 10 minuti
Tempo di cottura: 34 minuti
Porzioni: 5
Ingredienti:

- 1 kg di spalla d'agnello, a cubetti
- Sale e pepe nero
- 1 cucchiaio di olio d'oliva

- 1 cucchiaio di burro
- 160 grammi di cipolla tagliata a pezzetti
- 2-3 spicchi d'aglio tritati
- 1 cucchiaio di pasta di zenzero
- 1 cucchiaino di coriandolo macinato
- 1 cucchiaino di cannella macinata
- 60/125 ml d'acqua
- 8 albicocche secche
- 8 datteri snocciolati
- 2 cucchiai di mandorle a scaglie
- 1 cucchiaio di scorza d'arancia
- 1/2 cucchiaio di miele
- 1 cucchiaino di ras el hanout

Indicazioni:

1. Condire leggermente i cubetti d'agnello con sale e pepe.
2. Mettere l'olio e il burro nella pentola a pressione elettrica e selezionare "Sauté". Quindi aggiungere i cubetti d'agnello in 2 lotti e cuocere per circa 4-5 minuti o fino a raggiungere la doratura.
3. Con un cucchiaio forato, trasferire i cubetti di agnello in una ciotola.

4. Nella pentola, aggiungere la cipolla, l'aglio, la pasta di zenzero, il coriandolo e la cannella ecuocere per circa 4-5 minuti.
5. Aggiungere l'acqua e cuocere per circa 1 minuto, raschiando eventuali pezzi rosolati dalfondo.
6. Seleziona "Annulla" e mescola i cubetti di agnello.

7. Scegliere "Manuale" e cuocere sotto "Alta pressione" per circa 25 minuti.

8. Selezionare "Annulla" e fare attentamente un rilascio "Naturale".

9. Togliere il coperchio e mescolare i restanti ingredienti.

10. Selezionare "Sauté" e cuocere per circa 5-10 minuti o fino allo spessore desiderato della salsa.

11. Selezionare "Annulla" e servire caldo.

Valori nutrizionali:

- Calorie: 483
- Carboidrati: 22.3 g
- Proteine: 53 g
- Grassi: 20.1 g
- Zuccheri: 16.3 g
- Sodio: 188 mg
- Fibre: 3 g

Stufato dolce e salato

Tempo di preparazione: 10 minuti
Tempo di cottura: 1 ora
Porzioni: 8
Ingredienti:

- 3 cucchiai di olio d'oliva
- 1 cipolla e mezza, tritata
- 1 kg 350 grammi di carne di manzo in umido, a cubetti
- 1 cucchiaino e mezzo di cannella in polvere
- 3/4 di cucchiaino di paprika
- 3/4 di cucchiaino di curcuma in polvere
- 1/4 di cucchiaino di pimento in polvere
- 1/4 di cucchiaino di zenzero in polvere
- 370 ml di brodo di manzo
- 1 cucchiaio e mezzo di miele
- 285 grammi di albicocche secche, tagliate a metà e messe a bagno in acqua calda fino aquando non diventano morbide e

drenate

- 35 grammi di scaglie di mandorle, tostate

Indicazioni:

1. Mettere l'olio nella pentola a pressione e selezionare "Sauté". Quindi aggiungere la cipolla ecuocere per circa 3-4 minuti.
2. Mescolare il manzo e cuocere per circa 3-4 minuti o fino a quando è rosolato completamente.

3. Frullare le spezie e cuocere per circa 2 minuti.

4. Selezionare "Annulla" e mescolare con il brodo e il miele.

5. Scegliere "carne/stufato" e utilizzare il tempo predefinito di 50 minuti.
6. Scegliere "Annulla" e fare un rilascio "Naturale" per circa 15 minuti, poi fare un rilascio "Rapido".
7. Togliere il coperchio e mescolare con le mezze albicocche.

8. Servire con la guarnizione di scaglie di mandorle.

Valori nutrizionali:

- Calorie: 428
- Carboidrati: 10.1 g
- Proteine: 54 g
- Grassi: 18.4 g
- Sodio: 257 mg
- Fibre: 1.9 g

Gazpacho di patate ricoperto di feta

Tempo di preparazione: 10 minuti
Tempo di cottura: 25 minuti
Porzioni: 4
Ingredienti:

- 3 porri grandi

- 3 cucchiai di burro
- 1 cipolla, tagliata sottile
- 450 grammi di patate, tagliate a pezzi
- 1 litro e 250 ml di brodo vegetale
- 2 cucchiaini di succo di limone
- 1/4 di cucchiaino di noce moscata
- 1/4 di cucchiaino di coriandolo macinato
- 1 foglia di alloro
- 140 grammi di feta, sbriciolata
- Sale e pepe bianco
- 1/3 Erba cipollina fresca tagliata, per guarnire

Indicazioni:

1. Rimuovere la maggior parte delle parti verdi dei porri. Affettare le parti bianche molto finemente. Sciogliere il burro su Sauté, e soffriggere i porri e la cipolla per 5 minuti senza farli dorare. Aggiungere le patate, il brodo, il succo, la noce moscata, il coriandolo e l'alloro.
2. Scegliere manuale/cottura a pressione e impostare il timer a 10 minuti. Cuocere ad alta pressione. Fare un rilascio veloce e scartare la foglia di alloro. Condire a piacere, aggiungerela feta. Servire la zuppa cosparsa di erba cipollina fresca tagliata.

Valori nutrizionali:

- Calorie: 428
- Carboidrati: 10.1 g
- Proteine: 54 g
- Grassi: 18.4 g
- Sodio: 257 mg
- Fibre: 1.9 g

Zuppa di fagioli bianchi Pomodoro

Tempo di preparazione: 10 minuti

Tempo di cottura: 40 minuti
Porzioni: 4
Ingredienti:

- 1 kg di pomodori, tagliati a dadini
- 180 grammi di fagioli bianchi precotti
- 1 cipolla piccola, tagliata a dadini
- 2 spicchi d'aglio, schiacciati
- 240 grammi di panna da cucina
- 250 ml di brodo vegetale
- 2 cucchiai di prezzemolo fresco, tagliato finemente
- 1/4 di cucchiaino di pepe nero, macinato
- 2 cucchiai di olio extravergine d'oliva
- 1/2 cucchiaino di sale

Indicazioni:

1. Scaldare l'olio in modalità Sauté. Soffriggere la cipolla e l'aglio su Sauté per 2 minuti. Aggiungere i pomodori, i fagioli, il brodo, 750 ml di acqua, il prezzemolo, il sale, il pepe e un po' di zucchero per equilibrare l'amaro.
2. Sigillare il coperchio e cuocere su Zuppa/Brodo per 30 minuti ad alta pressione. Rilasciare lapressione naturalmente per 10 minuti. Servire con una cucchiaiata di panna e prezzemolo tritato.

Valori nutrizionali:

- Calorie: 400
- Carboidrati: 15 g
- Proteine: 58 g
- Grassi: 18.4 g
- Sodio: 300 mg
- Fibre: 1.9 g

Zuppa verde energetica

Tempo di preparazione: 10 minuti
Tempo di cottura: 35 minuti
Porzioni: 3
Ingredienti:

- 450 grammi di cavoletti di Bruxelles freschi, sciacquati, tagliati a metà e tritati
- 170 grammi di spinaci freschi, sciacquati, strappati, tritati
- 1 cucchiaino di sale marino
- 1 cucchiaio di latte intero
- 3 cucchiai di panna acida
- 1 cucchiaio di sedano fresco, tritato
- 750 ml di acqua
- 1 cucchiaio di burro

Indicazioni:

1. Aggiungere tutti gli ingredienti alla pentola a pressione. Proteggere il coperchio e impostare il rilascio del vapore. Premi Zuppa/Brodo e cuoci per 30 minuti su alto. Fare un rilascio rapido. Trasferire in un robot da cucina e frullare bene per amalgamare il tutto.

Valori nutrizionali:

- Calorie: 325
- Carboidrati: 21 g
- Proteine: 34 g
- Grassi: 21 g
- Sodio: 213 mg
- Fibre: 4 g

Zuppa cremosa di asparagi

Tempo di preparazione: 10 minuti
Tempo di cottura: 40 minuti

Porzioni: 4
Ingredienti:

- 1 kg di asparagi freschi, tagliati, spessi 1 pollice
- 2 cipolle, sbucciate e tritate finemente
- 240 grammi di panna da cucina pesante
- 1 litro di brodo vegetale
- 2 cucchiai di burro
- 1 cucchiaio di olio vegetale
- 1/2 cucchiaino di sale
- 1/2 cucchiaino di origano secco
- 1/2 cucchiaino di paprika

Indicazioni:

1. Scaldare il burro e l'olio su Sauté. Soffriggere le cipolle per 2 minuti, finché non sono trasparenti. Aggiungere gli asparagi, l'origano, il sale e la paprika. Mescolare bene e cuocereper qualche minuto finché gli asparagi non si ammorbidiscono. Versare il brodo. Sigillare il coperchio e cuocere su Zuppa/Brodo per 20 minuti a fuoco vivo. Fare un rilascio veloce esbattere con la panna pesante. Servire freddo o caldo.

Valori nutrizionali:

- Calorie: 312
- Carboidrati: 25 g
- Proteine: 34 g
- Grassi: 21 g; Sodio: 213 mg; Fibre: 8 g

Caoitolo 7. Dessert

Ganache al cioccolato

Tempo di preparazione: 8 minuti
Tempo di cottura: 3 minuti
Porzioni: 16

Ingredienti:

- 255 grami di cioccolato dolce-amaro, tritato
- 120 grammi di panna da cucina
- 1 cucchiaio di rum scuro (opzionale)

Indicazioni:

1. Mettere il cioccolato in una ciotola media. Scaldare la panna in una piccola casseruola.

2. Portare a ebollizione. Quando la crema ha raggiunto il punto di ebollizione, versare il cioccolato tritato su di essa e battere fino a quando non diventa liscia. Mescolare il rum, se losi desidera.
3. Lasciare raffreddare leggermente la ganache prima di versarla sulla torta. Iniziare dal centrodella torta e lavorare all'esterno. Per una glassa soffice o una farcitura al cioccolato, lasciarla raffreddare fino a quando non diventa densa e sbatterla con una frusta fino a quando non diventa leggera e soffice.

Valori nutrizionali:

- Calorie: 137; Grassi: 12.6 g
- Carboidrati: 20.5 g; Proteine: 2.6 g

Palline semplici al burro d' arachidi e cioccolato

Tempo di preparazione: 8 minuti
Tempo di cottura: nessuno
Porzioni: 15
Ingredienti:

- 180 grammi di burro di arachidi cremoso
- 25 grammi di cacao non zuccherato in polvere
- 2 cucchiai di burro di mandorle ammorbidito
- 1/2 cucchiaino di estratto di vaniglia

- 260 grammi di zucchero d'acero

Indicazioni:

1. Foderare una teglia con carta da forno.

2. Mettere tutti gli ingredienti in una ciotola. Girare per amalgamare bene.

3. Dividere il composto in 15 parti e modellare ogni parte in una palla di 2 cm e mezzo.

4. Disporre le palline sulla teglia e mettere in frigo per almeno 30 minuti, poi servire fresco.

Valori nutrizionali:

- Calorie: 146
- Grassi: 8.1 g; Proteine: 4.2 g

Insalatona di mango

Tempo di preparazione: 5 minuti
Tempo di cottura: nessuno
Porzioni: 4
Ingredienti:

- mezzo kg di mango, tagliato a pezzi medi
- 125 ml di acqua di cocco
- 12 ml di stevia
- 1 cucchiaino di estratto di vaniglia

Indicazioni:

1. Amalgamare il mango con il resto degli ingredienti, frullare bene, dividere in ciotole e servirefreddo.

Valori nutrizionali:

- Calorie: 122
- Grassi: 4 g
- Fibre: 5.3 g
- Carboidrati: 6.6 g; Proteine: 4.5 g

Mix di noci, mele e pere

Tempo di preparazione: 4 minuti
Tempo di cottura: nessuno
Porzioni: 4
Ingredienti:

- 2 mele, con nocciolo e tagliate a spicchi
- 1/2 cucchiaino di vaniglia
- 250 ml di succo di mela
- 2 cucchiai di noci, tritate
- 2 mele senza torsolo e tagliate a spicchi

Indicazioni:
1. Aggiungere tutti gli ingredienti nella pentola interna della pentola a pressione e mescolarebene.
2. Sigillare la pentola con il coperchio e cuocere su massimo.
3. Impostare la pressione naturalmente, poi rilasciare il restante, utilizzando il rilascio rapido.Rimuovere il coperchio.
4. Servire e buon appetito.

Valori nutrizionali:

- Calorie: 132; Grassi: 2.6 g
- Carboidrati: 28.3 g; Zuccheri: 21.9 g
- Proteine: 1.3 Colesterolo: 0 mg

Salsa di pere speziata

Tempo di preparazione: 4 minuti
Tempo di cottura: 6 ore
Porzioni: 12

Ingredienti:

- 8 pere, snocciolate e tagliate a dadini
- 1/2 cucchiaino di cannella macinata
- 1/4 di cucchiaino di noce moscata in polvere
- 1/4 di cucchiaino di cardamomo in polvere
- 250 ml d'acqua

Indicazioni:

1. Aggiungere tutti gli ingredienti nella pentola a pressione e mescolare bene.
2. Sigillare la pentola con un coperchio e selezionare la modalità di cottura lenta e cuocere alminimo per 6 ore.
3. Schiacciare la salsa con uno schiacciapatate.
4. Frullare nel contenitore e congelare in frigorifero.

Valori nutrizionali:

- Calorie: 81
- Grassi: 0.2 g
- Carboidrati: 21.4 g

Mousse di yogurt al mirtillo

Tempo di preparazione: 4 minuti
Tempo di cottura: nessuno
Porzioni: 4
Ingredienti:

- mezzo kg di yogurt greco
- 12 ml di stevia
- 180 grammi di panna da cucina; 380 grammi di mirtilli

Indicazioni:

1. In un frullatore, mettere insieme lo yogurt con gli altri ingredienti, premere forte, dividere intazze e tenere in frigo

per 30 minuti prima di servire.

Valori nutrizionali:

- Calorie: 141
- Grassi: 4.7 g
- Fibre: 4.7 g
- Carboidrati: 8.3 g; Proteine: 0.8 g

Prugne ripiene

Tempo di preparazione: 4 minuti
Tempo di cottura: 20 minuti
Porzioni: 4
Ingredienti:

- 4 prugne non morbide snocciolate e tagliate a metà,
- 1 cucchiaio di arachidi, tagliate a pezzetti
- 1 cucchiaio di miele
- 1/2 cucchiaino di succo di limone
- 1 cucchiaino di olio di cocco

Indicazioni:

1. Fare un pacchetto con la pellicola e porvi le metà delle prugne.
2. Poi cospargere le prugne con miele, succo di limone, olio di cocco e arachidi.
3. Cuocere le prugne per 20 minuti a 180°C.

Valori nutrizionali:

Calorie: 69; Grassi: 2.5 g; Fibre: 1.1 g; Carboidrati: 12.7 g; Proteine: 1.1 g

Crema di ciliegie dolci al cacao

Tempo di preparazione: 4 minuti

Tempo di cottura: nessuno
Porzioni: 4
Ingredienti:

- 50 grammi di cacao in polvere
- 240 grammi di marmellata di ciliegie rosse
- 12 ml di stevia
- 500 ml di acqua
- 450 grammi di ciliegie, snocciolate e tagliate a metà

Indicazioni:

1. Mettere insieme le ciliegie con l'acqua e il resto degli ingredienti, frullare bene, dividere intazze e tenerle in frigo per 2 ore prima di servirle.

Valori nutrizionali:

- Calorie: 162
- Grassi: 3.4 g
- Fibre: 2.4 g
- Carboidrati: 5 g
- Proteine: 1 g

Crema di mango e miele

Tempo di preparazione: 4 minuti
Tempo di cottura: 30 minuti
Porzioni: 6
Ingredienti:

- 480 grammi di crema di cocco, spezzettata
- 6 cucchiaini di miele
- 2 manghi, tagliato a pezzetti

Indicazioni:

1. Frullare insieme il miele e il mango.

2. Quando il composto è omogeneo, unirlo alla panna montata e mescolare con cura.

3. Mettere il composto di mango e panna nei bicchieri di portata e mettere in frigo per 30minuti.

Valori nutrizionali:

- Calorie: 272
- Grassi: 19.5 g
- Fibre: 3.6 g
- Carboidrati: 27 g
- Proteine: 2.8 g

Pere alla cannella

Tempo di preparazione: 4 minuti
Tempo di cottura: 25 minuti
Porzioni: 4
Ingredienti:

- 2 pere
- 1 cucchiaino di cannella macinata
- 1 cucchiaio di eritritolo
- 1 cucchiaino di stevia liquida
- 4 cucchiaini di burro

Indicazioni:

1. Tagliare le pere a metà.

2. Poi togliere i semi dalle pere con l'aiuto di una paletta.

3. In una ciotola poco profonda mescolate insieme l'eritritolo e la cannella macinata.
4. Cospargere ogni metà di pera con la miscela di cannella e

spruzzare con la stevia liquida.

5. Poi aggiungere il burro e avvolgere nella pellicola.

6. Cuocere le pere per 25 minuti a 185°C.

7. Poi togliere le pere dal foglio e trasferirle nei piatti da portata.

Valori nutrizionali:

- Calorie: 96
- Grassi: 4 g
- Fibre: 3.6 g
- Carboidrati: 16.4 g
- Proteine: 0.4 g

Capitolo 8. Snack

Salsina di spinaci e carciofi

Tempo di preparazione: 10 minuti
Tempo di cottura: 20 minuti
Porzioni: 8
Ingredienti:

- Olio extravergine d'oliva, per spennellare
- 1 pacchetto di spinaci surgelati sminuzzati
- 1 barattolo di cuori di carciofo marinati
- 185 grami di yogurt greco magro
- 125 grammi di fontina sminuzzata
- 45 grammi di formaggio feta sbriciolato
- 2 spicchi d'aglio tritati
- Pizzico di sale
- 45 grammi di parmigiano grattugiato

Indicazioni:

1. Preriscaldare il forno a 180°C. Spennellare leggermente con olio d'oliva una teglia da 1 litro.

2. Mettere insieme gli spinaci, i cuori di carciofo, lo yogurt, la fontina, la feta, l'aglio e il sale inuna ciotola. Girare per amalgamare accuratamente.
3. Versare nella teglia preparata. Aggiungere il parmigiano.

4. Infornare fino a quando non diventa dorato e spumeggiante.

Valori nutrizionali:

- Calorie: 141
- Grassi totali: 8 g
- Proteine: 10 gCarboidrati: 9 g; Fibre: 4 g

Pomodori ciliegia ripieni

Tempo di preparazione: 15 minuti
Tempo di cottura: 15 minuti
Porzioni: 8
Ingredienti:

- 24 pomodori ciliegia
- 45 grammi di ricotta parzialmente scremata
- 35 grammi di cetriolo pelato tagliato a pezzetti

- 1 cucchiaio di cipolla rossa tagliata finemente
- 2 cucchiaini di basilico fresco tritato

Indicazioni:

1. Tagliare la parte superiore di ogni pomodoro. Raschiare con cura e scartare la polpa interna.
2. In una ciotola, mettere insieme la ricotta, il cetriolo, la cipolla rossa e il basilico. Mescolarebene.
3. Distribuire il composto di ricotta nei pomodori e servire freddo.

Valori nutrizionali:

- Calorie: 75
- Grassi totali: 3 g
- Proteine: 6 g
- Carboidrati: 9 g; Fibre: 1 g

Patatine di Pita al forno speziate

Tempo di preparazione: 10 minuti
Tempo di cottura: 10 minuti
Porzioni: 6
Ingredienti:

- 2 cucchiai di olio extravergine d'oliva
- 1 cucchiaino di origano secco
- 1/2 cucchiaino di paprika
- 1/2 cucchiaino di sale
- 1/4 di cucchiaino di pepe nero appena macinato
- 1/4 di cucchiaino di pepe di Caienna
- 3 pita, ognuna tagliata in 8 triangoli

Indicazioni:

1. Preriscaldare il forno a 180°C. Rivestire una teglia con carta

da forno.

2. Mettere insieme l'olio d'oliva, l'origano, la paprika, il sale, il pepe nero e la caienna. Mescolarebene.
3. Distribuire i triangoli di pita sulla teglia preparata. Spennellare con la miscela di olio.Capovolgere e spennellare l'altro lato.
4. Cuocere fino a quando non diventano dorati e croccanti.

Valori nutrizionali:

- Calorie: 78
- Grassi totali: 5 g
- Proteine: 1 g
- Carboidrati: 8 g
- Fibre: 1 g

Salsina di peperoni rossi arrostiti

Tempo di preparazione: 1 ora
Tempo di cottura: 45 minuti
Porzioni: 6
Ingredienti:

- 4 grandi peperoni rossi, con semi e tagliati in quarti
- 1 cipolla grande, tagliata a pezzi
- 2 cucchiai di olio extravergine d'oliva
- 1 cucchiaino di aceto di vino rosso
- 1 cucchiaino e mezzo di sale
- 1/4 di cucchiaino di pepe nero appena macinato
- 2 spicchi d'aglio, sbucciati

Indicazioni:

1. Scaldare il forno e foderare una teglia da forno bordata con un foglio di alluminio.
2. Mescolare in una insalatiera i peperoni e la cipolla con olio d'oliva, aceto, sale e pepe.

3. Distribuire i peperoni e la cipolla in un unico strato sulla teglia preparata. Arrostire per 30minuti, poi aggiungere gli spicchi d'aglio e arrostire per altri 15 minuti fino a quando i peperoni non iniziano ad annerire sui bordi. Togliere dal forno e mettere da parte a raffreddare.
4. Raffreddare prima di servire.

Valori nutrizionali:

- Calorie: 85
- Grassi totali: 5 g
- Proteine: 1 g
- Carboidrati totali: 9 g; Fibre: 3 g

Uova alla diavola con paprika spagnola affumicata

Tempo di preparazione: 15 minuti
Tempo di cottura: 15 minuti
Porzioni: 6
Ingredienti:

- 6 uova grandi
- 1 o 2 cucchiai di maionese
- 1 cucchiaino di senape di Digione
- 1/2 cucchiaino di senape in polvere
- 1/2 cucchiaino di sale
- 1/4 di cucchiaino di pepe nero appena macinato
- 1 cucchiaino di paprika affumicata

Indicazioni:

1. Cuocere le uova e versare abbastanza acqua per sommergerle completamente.
2. Quando le uova sono cotte, sbucciarle e tagliarle a metà in verticale. Rimuovere i tuorli emetterli in una piccola ciotola.
3. Ai tuorli, aggiungere 1 cucchiaio di maionese, la senape di

Digione, la senape in polvere, ilsale e il pepe. Mescolare per amalgamare completamente, poi aggiungere il restante 1 cucchiaio di maionese se si desidera ottenere una consistenza più liscia. Versare 1/2 cucchiaio del composto di tuorlo in ogni albume.

4. Disporre le uova alla diavola su un piatto e cospargere con la paprika affumicata.

Valori nutrizionali:

- Calorie: 89
- Grassi totali: 7 g
- Proteine: 6 g
- Carboidrati: 1 g

Aperol Spritz

Tempo di preparazione: 5 minuti
Tempo di cottura: 15 minuti
Porzioni: 4
Ingredienti:

- Ghiaccio
- 90 ml di prosecco
- 60 ml di Aperol
- Spruzzata di club soda
- Spicchio d'arancia, per guarnire

Indicazioni:

1. Riempire un bicchiere da vino con ghiaccio. Aggiungere il prosecco e l'aperol. Aggiungereuna spruzzata di club soda. Guarnire con uno spicchio d'arancia.

Valori nutrizionali:

- Calorie: 125
- Grassi totali: 0 g

- Proteine: 0 g
- Carboidrati: 17 g
- Fibre: 0 g

VIN Brule

Tempo di preparazione: 5 minuti
Tempo di cottura: 5 minuti
Porzioni: 4
Ingredienti:

- 1 bottiglia di vino rosso secco
- 3 bastoncini di cannella
- 3 cucchiai di zucchero
- Buccia di 1 arancia

Indicazioni:

1. Mettere insieme tutti gli ingredienti, coprire e far bollire.

2. Una volta che inizia a bollire, staccare il coperchio e accendere con cura una fiamma. Quando la fiamma si spegne, versare in tazze.

Valori nutrizionali:

- Calorie: 169
- Grassi totali: 0 g
- Proteine: 0 g; Carboidrati: 13 g; Fibre: 0 g

Involtini alle prugne

Tempo di preparazione: 5 minuti
Tempo di cottura: 10 minuti
Porzioni: 4
Ingredienti:

- 4 prugne
- 4 fette di prosciutto crudo

- 1/4 di cucchiaino di olio d'oliva

Indicazioni:

1. Preriscaldare il forno a 190°C.

2. Avvolgere ogni prugna nelle fette di prosciutto e fissare con uno stuzzicadenti (se necessario).

3. Mettere gli involtini di prugne nel forno e cuocere per 10 minuti.

Valori nutrizionali:

- Calorie: 62
- Grassi: 2.2 g
- Fibre: 0.9 g
- Carboidrati: 8 g
- Proteine: 4.3 g

Medi Kale facile da preparare

Tempo di preparazione: 5 minuti
Tempo di cottura: 5 minuti
Porzioni: 2
Ingredienti:

- 800 grammi di kale, tagliato a pezzetti
- 2 cucchiai di succo di limone
- 1 cucchiaio di olio d'oliva
- 1 cucchiaio di aglio tritato
- 1 cucchiaino di salsa di soia

Indicazioni:

1. Aggiungere un contenitore per la cottura a vapore alla casseruola.

2. Versare l'acqua nella pentola fino al fondo della pentola a vapore.

3. Coprire e portare l'acqua ad ebollizione (fuoco medio-alto).

4. Aggiungere il cavolo al contenitore per cottura e cuocere a vapore per 7-8 minuti.

5. Prendere una grande ciotola e aggiungere il succo di limone, l'aglio, l'olio d'oliva, il sale, lasalsa di soia e il pepe.
6. Mescolare bene e aggiungere il cavolo al vapore nella ciotola.

7. Mescolare e servire.

Valori nutrizionali:

- Calorie: 32
- Grassi: 8.2 g
- Fibre: 5.9 g
- Carboidrati: 18 g
- Proteine: 9.3 g

Capitolo 9. Piatti a base di verdura

Carote arrostite con spezie

Tempo di preparazione: 5 minuti
Tempo di cottura: 45 minuti
Porzioni: 5
Ingredienti:

- 8 carote grandi
- 3 cucchiai di olio d'oliva
- 1 cucchiaio di aceto di vino rosso
- 2 cucchiai di foglie di origano fresco confezionate
- 1 cucchiaino di paprika affumicata
- 1/2 cucchiaino di noce moscata in polvere
- 1 cucchiaio di burro vegano
- Sale e pepe
- 45 grammi di pistacchi salati, tostati

Indicazioni:

1. Impostare il forno a 230°C.

2. Mettere insieme origano, olio, noce moscata, paprika, carote, sale e pepe in una teglia.

3. Arrostire il composto per circa un'ora o fino a quando le carote non diventano tenere.

4. Trasferire in un piatto.

5. Aggiungere l'aceto, il burro e i pistacchi prima di servire.

Valori nutrizionali:

- Calorie: 120; Grassi: 3.5 g
- Carboidrati netti: 20 g; Proteine: 2 g

Insalata di fagioli

Tempo di preparazione: 5 minuti
Tempo di cottura: 3 minuti
Porzioni: 16
Ingredienti:

- 450 grammi di fagiolini
- 450 grammi di ceci

- 450 grammi di fagioli rossi scuri
- 1 cipolla
- 1/2 cucchiaio di zucchero bianco
- 10 cucchiai di aceto bianco
- 5 cucchiai di olio vegetale
- 1/2 cucchiaino di sale
- 1/2 cucchiaino di pepe nero
- 1/2 cucchiaino di semi di sedano

Indicazioni:

1. Mettere insieme tutti gli ingredienti e conservare in frigo l'insalata per almeno 12 ore

Valori nutrizionali:

- Calorie: 126; Grassi: 8.6 g
- Carboidrati: 6.9 g; Proteine: 6.9 g

Zucchine grigliate con salsa di pomodoro

Tempo di preparazione: 5 minuti
Tempo di cottura: 10 minuti
Porzioni: 4
Ingredienti:

- 4 zucchine, affettate
- 1 cucchiaio di olio d'oliva
- Sale e pepe
- 200 grammi di pomodori, tagliati a pezzetti
- 1 cucchiaio di menta tagliata a pezzetti
- 1 cucchiaino di aceto di vino rosso

Indicazioni:

1. Preriscaldare la griglia.

2. Rivestire le zucchine con olio e condire con sale e pepe.

3. Grigliare per 4 minuti per lato.

4. Mettere il resto degli ingredienti in una ciotola.

5. Ricoprire le zucchine grigliate con la salsa alla menta.

Valori nutrizionali:

- Calorie: 71; Grassi: 5 g
- Carboidrati: 6 g; Proteine: 2 g

Crema di broccoli

Tempo di preparazione: 5 minuti
Tempo di cottura: 20 minuti
Porzioni: 4
Ingredienti:

- 450 grammi di cime di broccoli
- 1 litro di brodo vegetale
- 2 scalogni tagliati a pezzetti
- 1 cucchiaino di peperoncino in polvere
- Sale
- pepe nero
- 2 spicchi d'aglio tritati
- 2 cucchiai di olio d'oliva
- 1 cucchiaio di aneto tagliato a pezzetti

Indicazioni:

1. Scaldare una pentola con l'olio a fuoco medio-alto; aggiungere gli scalogni e l'aglio esoffriggere per 2 minuti.
2. Aggiungere i broccoli e gli altri ingredienti, portare ad ebollizione, poi cuocere a fuocomedio per 18 minuti.
3. Frullare il tutto con un frullatore, impiattare e servire.

Valori nutrizionali:

- Calorie: 111
- Grassi: 8 g
- Carboidrati: 10.2 g
- Proteine: 3.7 g

Linguine con Funghi selvaggi

Tempo di preparazione: 5 minuti
Tempo di cottura: 10 minuti
Porzioni: 4
Ingredienti:

- 340 grammi di funghi misti, affettati
- 2 cipolle verdi affettate
- 1 cucchiaino e mezzo di aglio tritato
- 450 grammi di linguine integrali,
- 65 grammi di lievito alimentare
- 1/2 cucchiaino di sale
- 3/4 di cucchiaino di pepe nero macinato
- 6 cucchiai di olio d'oliva
- 190 ml di brodo vegetale, caldo

Indicazioni:

1. Prendere una padella, metterla a fuoco medio-alto, aggiungere l'aglio e i funghi e cuocere per5 minuti fino a quando diventano teneri.
2. Trasferire le verdure in una pentola; aggiungere la pasta cotta e i restanti ingredienti, tranne lecipolle verdi.
3. Guarnire con le cipolle verdi e servire.

Valori nutrizionali:

- Calorie: 430
- Grassi: 15 g
- Carboidrati: 62 g
- Proteine: 15 g

Crema di porri

Tempo di preparazione: 5 minuti
Tempo di cottura: 30 minuti
Porzioni: 4
Ingredienti:

- 4 porri affettati
- 1 litro di brodo vegetale
- 1 cucchiaio di olio d'oliva
- 2 scalogni tritati
- 1 cucchiaio di rosmarino tritato
- Pizzico di sale
- Pepe nero
- 240 grammi di panna da cucina
- 1 cucchiaio di erba cipollina tritata

Indicazioni:
1. Scaldare una pentola con l'olio a fuoco medio-alto; aggiungere gli scalogni e i porri esoffriggere per 5 minuti.
2. Aggiungere il brodo e gli altri ingredienti tranne l'erba cipollina. Portare a ebollizione, poicuocere a fuoco medio per 25 minuti, girando di tanto in tanto.
3. Frullare la zuppa con un frullatore, versarla in ciotole, cospargere d'erba cipollina e servire.

Valori nutrizionali:

- Calorie: 150
- Grassi: 3 g
- Carboidrati: 2 g
- Proteine: 6 g

Parmigiana di melanzane

Tempo di preparazione: 5 minuti
Tempo di cottura: 45 minuti

Porzioni: 8
Ingredienti:

- Spray da cucina
- 800 grammi di pomodori schiacciati
- 2 melanzane, tagliate a rondelle
- 65 ml di vino rosso
- 1/2 sale e pepe
- 1 cucchiaino di basilico secco
- 2 cucchiai di olio d'oliva
- 1 cucchiaino di origano secco
- 160 grammi di cipolla tagliata a pezzi
- 645 grammi di parmigiano
- 2 spicchi d'aglio, schiacciati e
- 225 grammi di mozzarella
- 2 foglie di basilico, tagliate a pezzetti

Indicazioni:

1. Preriscaldare il forno a 200°C.
2. Unire gli ingredienti tranne il formaggio e il basilico. Condire la teglia con olio. Cuocere afuoco lento per 10 minuti.
3. Disporre le melanzane nella teglia. Distribuire la salsa su una teglia. Condire con sale e pepe.Aggiungere le fette di melanzana. Arrostire per 20 minuti.
4. Cospargere la mozzarella e il parmigiano.
5. A fuoco medio, sistemare una padella. Aggiungere l'olio e cuocere la cipolla per 4 minuti.Cuocere in forno per 25 minuti.
6. Aggiungere l'aglio e cuocere per altri 2 minuti.

Valori nutrizionali:

- Calorie: 192
- Grassi: 9 g
- Carboidrati: 16 g
- Proteine 10 g

Insalata di peperoni e lenticchie

Tempo di preparazione: 10 minuti
Tempo di cottura: nessuno
Porzioni: 4
Ingredienti:

- 400 grammi di lenticchie in scatola, scolate e sciacquate
- 2 cipollotti tritati
- 1 peperone rosso tritato
- 1 peperone verde tritato
- 1 cucchiaio di succo di lime fresco
- 5 grammi di coriandolo, tagliato a pezzetti
- 2 cucchiaini di aceto balsamico

Indicazioni:

Mettere insieme le lenticchie con le cipolle in un'insalatiera, i peperoni e il resto degli ingredienti,girare e servire.

Valori nutrizionali:

- Calorie: 200
- Grassi: 2.45 g; Fibre: 6.7 g
- Carboidrati: 10.5 g; Proteine: 5.6 g; Proteine: 10 g

Insalata di mais e pomodori

Tempo di preparazione: 10 minuti
Tempo di cottura: nessuno
Porzioni: 4
Ingredienti:

- 2 avocado, snocciolati, sbucciati e tagliati a cubetti
- 1 pinta di pomodorini misti, tagliati a metà
- 2 cucchiai di olio di avocado
- 1 cucchiaio di succo di lime

- 1/2 cucchiaino di scorza di lime, grattugiata
- Un pizzico di sale e pepe nero
- 20 grammi di aneto, tagliato a pezzetti

Indicazioni:

Mettere l'avocado con i pomodori e il resto degli ingredienti in un'insalatiera, girare e servire freddo.

Valori nutrizionali:

- Calorie: 188
- Grassi: 7.3 g
- Fibre: 4.9 g
- Carboidrati: 6.4 g
- Proteine: 6.5 g

Capitolo 10. Salse e marinate

Salsa dolce piccante nella pentola a pressione elettrica

Tempo di preparazione: 10 minuti
Tempo di cottura: 35 minuti
Porzioni: 16
Ingredienti:

- 2 peperoncini lunghi freschi, tagliati a metà

- 2 spicchi d'aglio, sbucciati
- 2 cm e mezzo di zenzero sbucciato
- 125 ml di acqua
- 125 ml di aceto di sidro di mele
- 170 grammi di miele dolce
- Sale a piacere

Indicazioni:

1. Mettere i peperoncini, l'aglio e lo zenzero in un robot da cucina e lavorarli fino a quandonon vengono tagliati finemente.
2. Premere il pulsante sauté sulla pentola istantanea e lasciare riposare fino a quando non siriscalda, aggiungere la miscela di peperoncino, acqua, aceto e miele e mescolare accuratamente.
3. Cuocere e mescolare di tanto in tanto fino a quando lo spessore della salsa è di vostrogradimento, per circa 15-20 minuti.
4. Aggiungere sale a piacere.
5. Trasferire la salsa in un barattolo.

Valori nutrizionali:

- Calorie: 37; Proteine: 0.2 g; Grassi totali: 0; Carboidrati: 9.6 g

Salsa di peperoni rossi arrostiti in pentola a pressione elettrica

Tempo di preparazione: 10 minuti
Tempo di cottura: 45 minuti
Porzioni: 4
Ingredienti:

1 cucchiaino di olio di cocco1 cipolla
3 spicchi d'aglio

1/2 cucchiaino di coriandolo1/2 cucchiaino di cumino 1/2

cucchiaino di pepe nero

1/8 di cucchiaino di cannella di Ceylon1 lattina di pomodori a cubetti

3 peperoni rossi arrostiti, tagliati a pezzetti2 cucchiaini di aceto di sidro di mele

1 cucchiaino di pasta di aglio piccante1/2 cucchiaino di paprika in polvere

1/4 di cucchiaino di polvere di peperoncino1 cucchiaino di sale

Indicazioni:

1. Scaldare la pentola in modalità sauté e sciogliere l'olio di cocco. Soffriggere le cipolle per 7 minuti fino a quando non sono diventate trasparenti, poi aggiungere l'aglio e soffriggere perun altro minuto.
2. Aggiungere altro olio di cocco in un angolo della pentola e cospargere il coriandolo, il cumino, il pepe nero e la cannella di Ceylon nello stesso angolo. Friggere per 30 secondi egirare bene.
3. Aggiungere i pomodori a dadini, i peperoni, l'aceto, la pasta d'aglio piccante, la paprika, il salee il peperoncino.
4. Chiudere il coperchio, girare a sigillare, e impostare la pentola a pressione in modalità dicottura a pressione per 10 minuti.
5. Rilasciare rapidamente la pressione e trasferire la salsa in un frullatore. Frullare fino adottenere un composto omogeneo.

Valori nutrizionali:

- Calorie: 336
- Proteine: 1.9 g
- Grassi totali: 31 g
- Carboidrati: 12 g

Marinatura di manzo con frullatore multifunzione

Tempo di preparazione: 10 minuti

Tempo di cottura: 9 minuti
Porzioni: 2.5 ciotole
Ingredienti:

- 170 grammi di succo di pomodoro
- 355 ml di aceto balsamico
- 2 cucchiai di salsa Worcestershire
- 2 cucchiai di olio d'oliva
- 1 cucchiaino e mezzo di pepe nero macinato
- 1 e mezzo di sale kosher
- 1/2 cucchiaino di timo secco
- 3 spicchi d'aglio
- 1/2 cipolla gialla

Indicazioni:

1. Aggiungere tutti gli ingredienti in un frullatore multifunzione. Fissare il coperchio eselezionare il tasto pulse.
2. Frullare fino ad ottenere un composto omogeneo.

Valori nutrizionali:

- Calorie: 9.9
- Proteine: 0 g
- Grassi totali: 0 g
- Carboidrati: 2 g

Salsina di fagioli bianchi toscani con frullatore multifunzione

Tempo di preparazione: 10 minuti
Tempo di cottura: 6 minuti
Porzioni: 3 ciotole
Ingredienti:

- 3 cucchiaini di basilico fresco
- 850 grammi di fagioli cannellini

- 2 spicchi d'aglio
- 1/4 di cipolla gialla, tagliata a dadini
- 65 ml di brodo vegetale
- 1 cucchiaino di condimento italiano
- 1/2 cucchiaino di pepe nero
- 1/2 cucchiaino di sale
- 65 ml di olio extravergine d'oliva
- 30 grammi di parmigiano grattugiato

Indicazioni:

1. Mettere tutti gli ingredienti in un frullatore multifunzione. Frullare fino a quando non siraggiunge un composto omogeneo. Versare in una ciotola ed è pronto per gustato.

Valori nutrizionali:

- Calorie: 34.5
- Proteine: 2.4 g
- Grassi totali: 0.2 g
  Carboidrati: 6.3 g

Capitolo 11. Contorni

Insalata al melone

Tempo di preparazione: 10 minuti
Tempo di cottura: 20 minuti
Porzioni: 6
Ingredienti:

- 1/4 di cucchiaino di sale marino

- 1/4 di cucchiaino di pepe nero
- 1 cucchiaio di aceto balsamico
- 1 melone cantalupo, tagliato in quarti e con semi
- 12 angurie piccole e senza semi
- 450 grammi di mozzarella fresca
- 6 grammi di basilico, fresco e spezzettato
- 2 cucchiai di olio d'oliva

Indicazioni:

1. Usare uno scavino per il melone e ricavarne delle palline, poi metterle in un colino sopra unaciotola da portata.
2. Usare lo scavino per tagliare anche l'anguria, e poi unirla al melone.
3. Lasciare scolare la frutta per dieci minuti e poi conservare il succo per un'altra ricetta, tipocome quella dei frullati.
4. Asciugare la ciotola e metterci la frutta.
5. Aggiungere il basilico, l'olio, l'aceto, la mozzarella e i pomodori prima di condire con sale epepe.
6. Mescolare delicatamente e servire immediatamente o fredda.

Valori nutrizionali:

- Calorie: 218; Proteine: 10 g; Grassi: 13 g; Carboidrati: 17 g

Insalata di sedano all'arancia

Tempo di preparazione: 5 minuti
Tempo di cottura: 15 minuti
Porzioni: 6
Ingredienti:

- 1 cucchiaio di succo di limone, fresco
- 1/4 di cucchiaino di sale marino, fine
- 1/4 di cucchiaino di pepe nero

- 1 cucchiaio di salamoia di olive
- 1 cucchiaio di olio d'oliva
- 40 grammi di cipolla rossa, affettata
- 90 grammi di olive verdi
- 2 arance, sbucciate e affettate
- 3 gambi di sedano, tagliati diagonalmente a fette da 1 cm

Indicazioni:

1. Mettere le arance, le olive, la cipolla e il sedano in una ciotola poco profonda.

2. In un'altra ciotola sbattere l'olio, la salamoia di olive e il succo di limone e versare il tuttosull'insalata.
3. Condire con sale e pepe prima di servire.

Valori nutrizionali:

- Calorie: 65
- Proteine: 2 g
- Grassi: 0 g
- Carboidrati: 9 g

Insalata di broccoli arrostiti

Tempo di preparazione: 30 minuti
Tempo di cottura: 30 minuti
Porzioni: 4
Ingredienti:

- 450 grammi di broccoli, tagliati in cime e con gambo affettato
- 3 cucchiai di olio d'oliva, separati

- 475 ml di pomodori ciliegia
- 1 cucchiaino e mezzo di miele grezzo e suddiviso
- 380 grammi di pane integrale tagliato a cubetti
- 1 cucchiaio di aceto balsamico
- 1/2 cucchiaino di pepe nero
- 1/4 di cucchiaino di sale marino, fine
- Parmigiano grattugiato per servire

Indicazioni:

Preriscaldare il forno.

Cospargere un cucchiaio d'olio sui broccoli e farli saltare in modo da ricoprirli d'olio.

Togliere la teglia dal forno e metterci sopra i broccoli. Lasciare l'olio sul fondo della ciotola e aggiungere i pomodori, saltarli in modo da ricoprirli d'olio, e poi aggiungere ai pomodori un cucchiaio di miele. Versarli sulla stessa teglia dei broccoli.

Arrostire per quindici minuti e girare a metà del tempo di cottura. Aggiungere il pane e arrostire per altri tre minuti.
Sbattere due cucchiai di olio, l'aceto e il miele rimanente. Condire con sale e pepe. Versare il composto sopra il mix di broccoli in modo da essere serviti.

Valori nutrizionali:

- Calorie: 226
- Proteine: 7 g
- Grassi: 12 g
- Carboidrati: 26 g

Insalata di pomodori

Tempo di preparazione: 5 minuti
Tempo di cottura: 20 minuti
Porzioni: 4
Ingredienti:

- 1 cetriolo affettato
- 50 grammi di pomodori secchi tagliati a pezzetti
- 450 grammi di pomodori a cubetti
- 90 grammi di olive nere
- 1 cipolla rossa, affettata
- 1 cucchiaio di aceto balsamico
- 15 grammi di prezzemolo fresco e tagliato a pezzetti
- 2 cucchiai di olio d'oliva
- Sale marino e pepe nero a piacere

Indicazioni:

1. Prendere una ciotola e unire tutte le verdure insieme. Per fare il condimento mettere insiemetutti i condimenti, l'olio d'oliva e l'aceto.
2. Aggiungere all'insalata e servire fresco.

Valori nutrizionali:

- Calorie: 126
- Proteine: 2.1 g
- Grassi: 9.2 g
- Carboidrati: 11.5 g

Insalata di barbabietola con Feta

Tempo di preparazione: 5 minuti
Tempo di cottura: 5 minuti
Porzioni: 4
Ingredienti:

- 6 barbabietole rosse cotte e sbucciate
- 85 grammi di formaggio feta tagliato a cubetti

- 2 cucchiai di olio d'oliva
- 2 cucchiai di aceto balsamico

Indicazioni:

1. Unire il tutto e poi servire.

Valori nutrizionali:

- Calorie: 230
- Proteine 7.3 g
- Grassi: 12 g
- Carboidrati: 26.3 g

Insalata di cavolfiori e pomodori

Tempo di preparazione: 5 minuti
Tempo di cottura: 15 minuti
Porzioni: 4
Ingredienti:

1. 1 testa di cavolfiore tagliata a pezzi
2. 2 cucchiai di prezzemolo fresco e tagliato a pezzetti
3. 400 grammi di pomodori ciliegia, dimezzati
4. 2 cucchiai di succo di limone fresco
5. 2 cucchiai di pinoli
6. Sale marino e pepe nero a piacere

Indicazioni:

1. Unire il succo di limone, i pomodorini, il cavolfiore e il prezzemolo, e poi condire.Aggiungere i pinoli e amalgamare bene prima di servire.

Valori nutrizionali:

- Calorie: 64
- Proteine: 2.8 g

- Grassi: 3.3 g
- Carboidrati: 7.9 g